本書の使い方

① 「はじめに」を読む

② 別冊の「トレーニングを始める前の前頭葉機能チェック」を行う

③ 1日に1枚ずつ、昭和の新聞記事の音読と、漢字書き取りを行う

④ 「第1週目の前頭葉機能テストⅠ〜Ⅲ」を行う

⑤ 巻末のグラフに記録を記入する

⑥ ③〜⑤と同じことを繰り返す

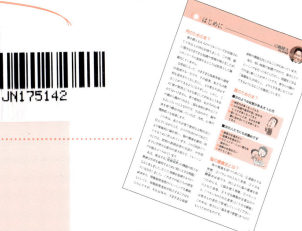

はじめに …P1〜8

第1日〜第5日 …P9〜18

問題の特長
音読：表面は昭和の新聞記事を音読します。新聞記事は、1945年〜1966年から選りすぐりの60本を選びました。

問題の特長
漢字書き取り：裏面は漢字の書き取りをします。主に小学校で習う漢字から出題しています。一部中学校で習う漢字が含まれます。

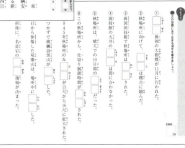

はじめに

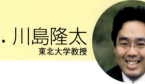

川島隆太
東北大学教授

何のための本？

　脳を鍛える大人のドリルシリーズが出版されて十年以上の月日が経ちました。この間、脳に関するさまざまな知識や情報が増えましたが、このシリーズの意図するところは依然として陳腐化していません。

　21世紀に入って、さまざまな技術革新の速度は加速する一方です。その結果、私たちは便利な道具をたくさん手にし、より楽な生活をすることができるようになりました。しかし、この「楽で便利」に大きな落とし穴があることを忘れてはいけません。楽で便利を、私たちの心身の側から眺めてみると、「脳も身体も使わなくてもよい」ということなのです。生活の中で、脳や体を使う機会が減っていけば、当然、心身の機能低下も加速します。

　この本は、私たちが楽で便利な文明社会に住んでいるからこそ、日々の生活の中であえて、より積極的に脳を使い、脳の健康を維持・向上するために作られています。この『国語ドリル』では、昭和の新聞記事の音読や、中学校までに学習する漢字の書き取りで、トレーニングが組み立てられています。

　私は、後述する「前頭前野」の機能の低下が、健康な生活を維持するために特に大きな問題になると考えました。そこで、情報を処理するスピードに注目をしました。これまでの私たちの研究成果から、情報処理速度のトレーニングを継続していくと、情報処理速度が向上することはもちろんですが、それ以外の、さまざまな前頭前野の機能も向上することがわかっています。

　毎日、短い時間で結構ですので、集中してトレーニングを行ってみてください。問題をできるだけ速く解くことがポイントです。皆さんの脳の「基礎体力」が向上し、より人生を楽しむことができるようになることを確信しています。

誰のための本？

■次のような自覚がある大人の方

- 物忘れが多くなってきた
- 人の名前や漢字が思い出せないことが多くなってきた
- 言いたいことが、なかなか言葉に出せないことが多くなってきた

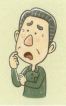

■次の人たちにもお薦めです

- 創造力を高めたい
- 記憶力を高めたい
- コミュニケーション能力を高めたい
- 自制心を高めたい
- ボケたくない

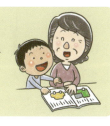

脳の健康法とは？

　体の健康を保つためには、①運動をする習慣、②バランスのとれた食事、③十分な睡眠が必要です。同じように脳の健康を保つためにも、①脳を使う習慣、②バランスのとれた食事、③十分な睡眠が必要なのです。「バランスのとれた食事」と「十分な睡眠」は皆さんの責任で管理していってください。この本は、皆さんに「脳を使う習慣」をつけてもらうためのものです。

前頭前野を活発に働かせる3原則

　最も高次の脳機能を司っている前頭前野を、生活の中で活発に働かせるための原則を、脳機能イメージング装置(注1)を用いた脳科学研究成果から見つけ出しました。

- 読み・書き・計算をすること
- 他者とコミュニケーションをすること
- 手指を使って何かを作ること

　読み・書き・計算は、前頭前野を活発に働かせるだけでなく、毎日、短時間、集中して行うことで、脳機能を向上させる効果があることが証明されています。子どもたちは、学校の勉強で読み・書き・計算をすることができますが、大人が生活の中でこれらを行うことは、現代社会ではあまりありません。そこで、こうしたドリルが役に立ちます。

　他者とのコミュニケーションでは、会話をすることでも、前頭前野が活発に働くことがわかりました。目と目を合わせて話をすると、より活発に働きます。しかし、電話を使うと、あまり働きません。直接、人と会って、話をすることが重要なのです。また、遊びや旅行などでも、前頭前野は活発に働きます。

　手指を使って何かを作ることでは、具体的には、料理を作る、楽器の演奏をする、絵を描く、字を書く、手芸や裁縫をする、工作をするなどがあります。クルミを手の中でグルグル回したり、両手の指先をそわせて回したりといった、無目的な指先の運動では前頭前野はまったく働きませんので、これはトレーニングにはなりません。何かを作るという目的が、人間の前頭前野を働かせるために重要なのです。

　これらの工夫を、生活の中にたくさん取り入れて、脳をたくさん使う生活を心がけてください。一般的に、「楽で便利」では、前頭前野はあまり働きません。めんどう、ちょっと大変なくらいが、脳をたくさん働かせるにはちょうど良いのです。

簡単な問題をすらすら解くことが脳に効果的なのです！

　本書のトレーニングは、昭和の新聞記事の音読と、中学校までに学習する漢字の書き取りです。音読と漢字の書き取りで前頭前野を活性化させます。昭和の新聞記事は、東京オリンピック、東海道新幹線開業、皇太子成婚式など、戦後の明るい話題を60本厳選して収録しています。

　健康な成人が、このトレーニングブックと同じ問題を解いているときの前頭前野の働きを、光トポグラフィーによって調べてみました（下の写真）。左右の大脳半球の前頭前野が活性化していることがわかります。このトレーニングブックの問題を解くことで、皆さんの前頭前野が活発に働くことが科学的に証明されています。

昭和の新聞記事を音読しているとき

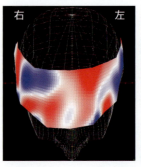
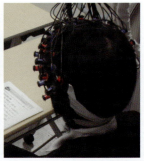

最新の脳科学に基づいた
脳に最適なトレーニング方法

　右の脳の画像は、いろいろな作業をしているときの脳の状態を脳機能イメージング装置で測定したものです。赤や黄色になっているところは、脳が働いている場所（脳の中で血液の流れが速いところ）で、赤から黄色になるにしたがってよりたくさん働いています。

　たとえば、「本を黙読しているとき」と「本を音読しているとき」をくらべると、「黙読しているとき」は、ものを見るときに働く**視覚野**、漢字の意味がしまわれている**下側頭回**、言葉の意味がしまわれている**角回**、そして声を出していないのに耳で聞いた話し言葉を理解するときに働く**ウェルニッケ野**が働いています。また、脳の中で最も程度の高い働きをする**前頭前野**が左右の脳で働いています。「音読しているとき」を見ると、「黙読しているとき」と同じところが、より強く大きく働いています。音読することは、脳の多くの場所を活発に働かせ、前頭前野を鍛えることになります。

考えごとをしているときの脳
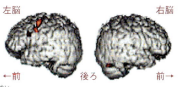
　考えごとを一生懸命しているときの脳の働きを脳機能イメージング装置(注1)で測定したものです。脳が働いている場所に赤や黄色の色をつけてあります。左脳の前頭葉(注2)の前頭前野(注3)がわずかに働いています。

テレビを見ているときの脳
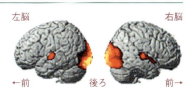
　テレビを見ているときの脳の働きを示しています。物を見る後頭葉(注4)と音を聞く側頭葉(注5)だけが、左右の脳で働いています。

漢字を書いているときの脳
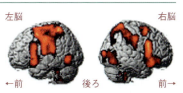
　漢字を書いているときの脳の働きを示しています。左右の脳の前頭前野が活発に働いていることがわかります。

本を黙読しているときの脳
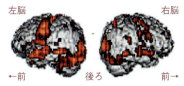
　本を黙読しているときの脳の働きを示しています。前頭前野を含む左右の脳の多くの領域が働いています。

本を音読しているときの脳
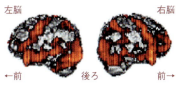
　本を音読しているときの脳の働きを示しています。黙読時よりもさらに多くの場所が左右の脳で働いています。前頭前野は音読スピードが速ければ速いほどたくさん働くこともわかっています。

注1■
脳機能イメージング装置
　人間の脳の働きを脳や体に害を与えることなく画像化する装置。磁気を用いた機能的MRIや近赤外光を用いた光トポグラフィーなどがある。

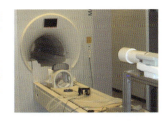

注2〜5■
　人間の大脳は、前頭葉・頭頂葉・側頭葉・後頭葉の4つの部分に分かれている。前頭葉は運動の脳、頭頂葉は触覚の脳、側頭葉は聴覚の脳、後頭葉は視覚の脳といったように、それぞれの部分は異なった機能を持っている。
　前頭葉の大部分を占める前頭前野は、人間だけが特別に発達している部分であり、創造力、記憶力、コミュニケーション力、自制力などの源泉である。

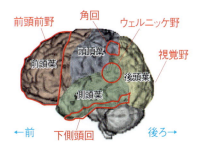

トレーニング後に記憶力が2割アップ

小学生を対象として、提示した言葉を2分間で何語覚えることができるかを測定してみました。小学生はふだんは平均8.3語を記憶することができます（成人では12.2語）。それが2分間の簡単な計算後には平均9.8語、2分間の音読後には平均10.1語記憶できるようになりました。計算や音読後に、記憶力が約2割アップしたのです。

事前に行った計算や音読により脳全体がウォーミングアップされ、ふだん以上の力を出せるようになったのです。（1のグラフ）

1ヵ月のトレーニングで記憶力が12％向上

健康な成人9名（平均年齢39歳）を対象として、1ヵ月間、『計算ドリル』と同じ簡単な計算問題を毎日100問解いてもらいました。毎週末には、ドリルに掲載されているのと同じ言葉を覚えるテストを行ってもらい、記憶力の変化を調べました。トレーニングを行う前は、平均で12.2語の言葉を思い出す力を持っていました。トレーニングを開始して1ヵ月後には、平均で13.7語の言葉を思い出すことができるようになっていました。このような記憶力の向上の効果には、個人差がありますが、簡単な計算問題のトレーニングで、平均すると約12％も記憶力が向上したことになります。この記憶力のテストは、現役の大学生では、平均で約16語の言葉を思い出すことができます。計算のトレーニングによって、脳が若返っていくのではないかと考えられます。（2のグラフ）

読み・書き・計算で脳の老化を防止

年を重ねるにつれて、体力が低下するのと同様に、前頭葉機能（FABという検査で評価する、言葉を作り出したり、行動を抑制したり、指示にしたがって行動したりする能力）

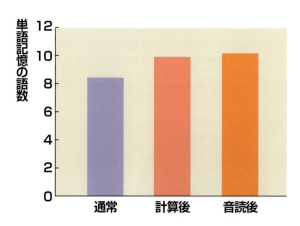

1 単語記憶の変化（小学生）

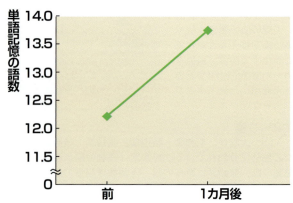

2 単語記憶の変化（成人）

も低下していくことも明らかになっています。

　健常な高齢者を、初めの6ヵ月間に読み書き計算の学習をし、その後の6ヵ月間は学習をしないA群と、初めの6ヵ月は学習せずに、その後6ヵ月間に学習をするB群に分けて経過を観察しました。結果は、両群とも学習中のほうがFABの伸びが高く、MMSE（理解する力や判断する力などの認知力を調べるテスト）も現状維持か微増となりました。つまり、音読や簡単な計算によって脳機能が改善したのです。（❸のグラフ）

　また、MMSEの得点が、正常値よりも下がってしまった、軽度認知障害が疑われる高齢者の90％以上の人が、半年間のトレーニングで、正常値に戻ることも証明されています。（❹のグラフ）　軽度認知障害の状態になると、毎年約2割の人が認知症になるリスクが高い危険な状態から、元の状態に戻ることができたのです。

　さらに、音読や計算は、アルツハイマー型認知症患者の脳機能改善にも成功しました。認知症患者の行った音読や計算には、認知症の方でも、すらすらと解ける難易度の教材を選んで使用しています。このトレーニングブックは、認知症の方にとっては問題の難易度がやや高いため、認知症の方には、「脳を鍛える学習療法ドリル」シリーズ（くもん出版）（別冊16ページ）を使ってください。

❸「脳ウェルネス」[*1] 12カ月間の成果（仙台）

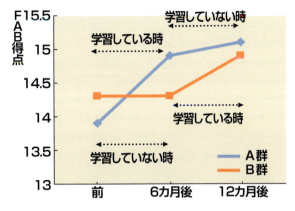

前頭葉機能の変化

認知機能の変化

*1 脳ウェルネス：宮城県仙台市と東北大学が共同で行った健康な高齢者の認知症予防を目指す共同プロジェクト。計算と音読を中心とした教材を、毎日学習することによって脳機能の保持、認知症の予防を目指している。

❹「大垣健康道場」[*2] 6カ月間の成果
軽度認知障害疑い参加者の認知機能の変化

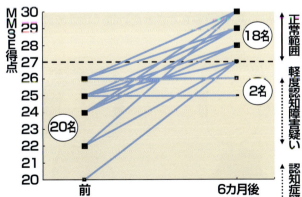

*2 大垣健康道場：岐阜県大垣市で行われた「脳の健康教室」（*3）。
*3 脳の健康教室：高齢者が読み書き・計算を毎日の生活の中で習慣化することにより、認知症を予防し、脳の健康を維持する高齢者向けの学習教室。

この本を使った
脳のトレーニング方法

1 まずは現在の脳の働き具合をチェック

巻末の別冊1～3ページの、3種類の前頭葉（ぜんとうよう）機能（きのう）テストを行い、現在の自分の脳の働き具合をチェックしておきましょう。（検査のやり方は5を見て下さい）

2 1日数分間のトレーニングを行います

トレーニングは継続することが大切です。トレーニングを行う時間は脳が最も活発に働く午前中が理想的です。食事をとってからトレーニングをしないと効果半減です。

多くの方が、トレーニングを午後や夜に行うと、朝行った場合よりも時間がかかることを経験すると思います。なぜなら、午前中とその他の時間帯では、脳の働き具合が大きく異なるからです。日々のトレーニングによる能力の向上を体感するためには、できるだけ同じ時間に行うことをおすすめします。

3 トレーニングのコツ

1日に表と裏の1枚を行います。表面では、昭和の新聞記事をできるだけ速く2回音読します。音読開始時刻と音読終了時刻を記入して、所要時間を計算して記入しましょう。読みなれない語句や表現などで、最初は読むのが大変な上、時間も想像以上にかかるかもしれません。大事なことは、毎回できるだけ速く読むようにすることです。まずは、できるだけ速く読むというトレーニングをして、その後、文章を味わうとよいでしょう。

裏面では、漢字の書き取りを行います。解答する漢字のほとんどは小学生で学習する漢字ですが、一部中学生で学習する漢字が含まれています。書き取りは表面の短期記憶を試すものではありません。表面では新聞記事をできるだけ速く読むことを意識することが大切ですが、裏面の書き取りは、時間を気にせずに行いましょう。書き取りの解答は、1日後の裏面の左側にあります。たとえば、第5日裏面書き取りの解答は、第6日の裏面の左側です。書き取りをした後に確認しましょう。また、解答の漢

朝食のおかずが脳を育てる！

朝食に何も食べなかったり、おにぎりやパンだけしか食べなかったりするよりも、おかずがたくさんある朝食をしっかり食べる方が、脳がたくさん働き計算速度が速くなることがわかっています。もちろん、おかずだけを食べていればいいというわけではありません。お米のご飯やパンのような主食を含むすべての栄養を、バランスよく食べることが大切です。また、料理をしているときの脳の前頭前野を調べると、活発に働いていることがわかりました。普段、料理をしない人も、まずは朝食用に一品、簡単なおかずを作ってみるといいでしょう。

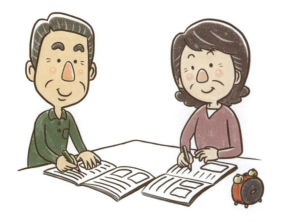

字を常用漢字としています。常用漢字外の漢字や旧字体、異体字は解答としていません。

4 週末には、脳の働き具合をチェック

本書は、毎週月〜金曜日の毎日トレーニングを行い、週末の土日のどちらかで前頭葉機能検査を行うように作ってあります。たとえば、土日もトレーニングを行いたい、仕事の都合などで週に3日しかトレーニングできないという方は、5回のトレーニングを行うごとに前頭葉機能検査を行います。そして、前頭葉機能検査の結果を巻末のグラフにつけていくと、脳が若返っていく変化(注6)を自分で確認することができるでしょう。日をあけてトレーニングを行うと効果が見えにくい場合があります。できる限り続けてトレーニングを行いましょう。

注6■脳の若返り曲線
　脳の働きは、トレーニング(学習)の最初は比較的良好に向上します。しかし、必ず壁に当たり、検査成績が伸び悩む時期があります。その間もあきらめずにトレーニングを続けると、次のつき抜け期がやってきて、急激に成績が伸びます。検査成績では、伸びが無い壁のような時期があっても、その間に脳は力をためて次の飛躍の準備をしていることを、忘れないでください。

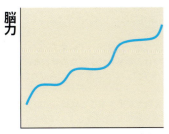

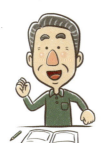

5 5回目ごとの前頭葉機能検査の行い方

前頭葉機能検査は、トレーニングを始める前に1回(別冊1〜3ページの「トレーニングを始める前の前頭葉機能チェック」)、その後は、トレーニングを5回行うごとに行います。また、どのテストも時間を計るので、秒まで計れる時計やストップウォッチを用意し、家族の方など他の人に時間を計測してもらうようにするといいでしょう。

●カウンティングテスト

1から120までの数字を声に出して、できるだけ速く順に数えて、その時間を計ります。必ず数字はきちんと発音するようにしましょう。左右の前頭前野(ぜんとうぜんや)の総合的な働きを評価します。また、カウンティングテストは数学の力とも相関していることがわかっています。45秒で中学生レベル、35秒で高校生レベル、25秒を切ると理系の大学生レベルです。目標タイムにして挑戦してみましょう。

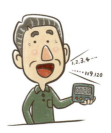

●単語記憶テスト

表にはひらがな3文字の単語が30個書いてあります。2分間でできるだけたくさん覚えます。2分間で覚えたら、紙を裏返し、次の2分間で単語を思い出しながら書き出します。2分間で何語正確に書き出せたかが点数になります。左脳の短期記憶をあつかう前頭前野の機能を見るテストです。

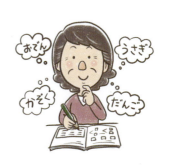

> トレーニングを始めた頃は、あまり単語が覚えられなくて不安になることがあるかもしれませんが、**覚えられる単語の個数の目標や基準はありません**。トレーニングを続けることによって、覚えられる個数がだんだんと増えていったり、維持できたりすることが効果の現れです。脳機能が向上している証拠になります。まずは**焦らず、続けることが重要です**。

6 本書を使い終わったら…

この本を終えた後も、日々読み・書き・計算を行う習慣を保つことが大切です。トレーニングをやめると脳機能は再びゆっくりと低下し始めます。是非最初からくり返し本書の音読、漢字の書き取りを続けてください。また、同シリーズの他のドリルや姉妹編の『音読で脳を鍛える名文365日』にも挑戦してみてください。

●ストループテスト（別冊4～15ページ）

色がついた色の名前（あか、あお、きいろ、くろ）の表があります。中には書かれている文字とその色が一致していないものがあります。このテストでは、**文字の色**を順に声に出して、答えていきます。文字を読むのではありませんから注意してください。

まずは1行分の練習をしましょう。練習が終わったら、本番です。すべての**文字の色**を答え**終わるまでの秒数**を計り、記録します。ストループテストは、左右の前頭前野の総合的な働きを評価します。また、個人により速さが大きく異なるために、目標や基準の数値はありません。前週の自分の記録を目標にしましょう。

■読み方の例

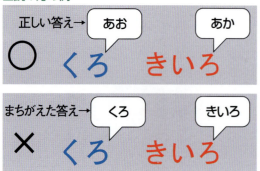

※まちがえたら、同じところを答え直しましょう。

【編集付記】
　昭和の新聞記事の文字表記に関しては、極力記事の雰囲気を損わないように配慮しながら、読者にとって読みやすくなるよう、次の要領で表記替えを行いました。
① 旧かなづかいを、現代かなづかいに変更しています。
② 原則として、漢字の旧字体は、新字体にあらためました。
③ 原則として、ひらがなを漢字に、または漢字をひらがなに変更することは行っていません。
④ 原則として、名詞や固有名詞を変更することは行っていません。ただし、例外として、現在一般的に使用されている表記に変更した箇所もあります。
　変更例）ボーリング→ボウリング
⑤ 送りがなは、現在の表記に変更しています。
　例）決る→決まる
⑥ 漢字にはすべてふりがなを付けています。
⑦ アルファベットにはすべてカタカナ発音を付けています。
⑧ 音読のしやすさを考慮し、一部の記事には句読点を加えています。
⑨ ⑧を行うにあたり、文章の一部を変更した箇所があります。

【参考文献】（底本）
朝日新聞縮刷版
毎日新聞縮刷版
讀賣新聞縮刷版

第1日

※トレーニングを始める前に、別冊1〜3ページの「前頭葉機能チェック」を行いましょう。

昭和20年（1945年）11月8日（木）　朝日新聞朝刊‥‥‥‥　□月□日

●次の文章を声に出して、できるだけ速く、一回くり返して読みましょう。　音読開始時刻　□分□秒

国際的な相撲に　土俵にも民主化の叫び

終戦後初の大相撲秋場所を来る十六日に控えて、東西両力士のはげしい稽古がはじめられた。東は横綱安芸ノ海を統師に、新大関東富士、将来を嘱望される新入幕の千代ノ山等が、焼トタンで囲った俵土俵で四日開始した。西は江東国民学校焼跡に、羽黒山、名寄岩、戦災の新七日から西軍を掲げて早朝から初稽古し、東西がはっきりと一団にかたまって連合稽古に移った。

かくて表面は十日後に迫った秋場所に向かって東西一斉に稽古は開始したが、去る六日午後一時から国技館楼上で開かれた力士会で、相撲道確立のための民主化が力強く叫ばれた。結局各理事が所属部屋の意見を総会に諮って協会に要求することになった。（以下略）

音読終了時刻　□分□秒　　所要時間　□分□秒

第1日

●次の空欄にあてはまる漢字を書きましょう。

① □□(しゅうせん)後ご初はじめの大相撲おおずもうが11月がつに行おこなわれた。

② 秋場所に向けて、□□(ちきし)は稽古に励んだ。

③ 両国国技館で秋場所は□□(かさい)された。

④ 国技館の天井の□□(しゅうり)は間に合わなかった。

⑤ 秋場所は、晴天での10日間の□□(こうぎょう)だった。

⑥ この秋場所から、仕切り制限時間が□□(たんしゅく)された。

⑦ 1945年秋場所のみ□□(どひょう)が15尺から16尺に拡大された。

⑧ 土つかずで横綱羽黒山が□□(ゆうしょう)した。

⑨ 初日から休場した双葉山は、場所中に□□(いんたい)した。

⑩ 場所後に、名寄岩若の□□(おおぜき)復帰が決まった。

第2日 昭和20年（1945年）11月9日（金）　読売新聞朝刊………　□月　□日

● 次の文章を声に出して、できるだけ速く、一回くり返して読みましょう。　音読開始時刻 □分 □秒

早慶戦復活　職業野球も選抜試合で幕開け

終戦後のスポーツ界は、去る十月二十八日の六大学OB紅白野球を皮切りに、華々しい復興調を見せているが、特に早慶野球と職業野球の復活は、多くのファンに選ばれるビッグ・ニュースであろう。

戸塚野球場における十八年秋の一戦を最後として、袂を別った早慶両軍選手が、再び相見える日がやってきた。しかし、永久に帰らざる選手や復員のしない選手が相当に多く、学生だけではチームの編成が出来ないので若干先輩が出場する。試合期日は来る十八日（日）で、神宮球場が使用出来なければ戸塚球場で行われる。職業野球は関西では既に練習を、関東においても巨人軍、名古屋を始め新編成のセネタースの三球団が、大宮で練習を開始した。

音読終了時刻 □分 □秒　所要時間 □分 □秒

第2日

●次の空欄にあてはまる漢字を書きましょう。

正答率 /20

① 東京六大学野球は、明治36年の□□戦が起源である。

② □□3年に明治大学が加わり、リーグ戦が始まった。

③ 法政・立教そして東大が□□して六大学となった。

④ リーグ戦は、明治□宮野球□などで行われた。

⑤ 職業野球のチームも戦後、□□を再開した。

⑥ 戦後、リーグ戦は□□し、現在も毎年行っている。

⑦ 六大学野球は、アマチュア野球の□□に寄与している。

⑧ 東京セネタースは、東京を□□地とした球団。

⑨ 戦後、セネタースは、新球団として□□された。

⑩ セネターとは、アメリカの上院□□を意味する。

第1日 10ページ

① 終戦　② 力士　③ 開催　④ 修理　⑤ 大興行
⑥ 短縮　⑦ 土俵　⑧ 優勝　⑨ 引退　⑩ 大関

答えは14ページにあります。

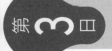

昭和22年（1947年）8月9日（土）読売新聞朝刊……… 月 日

●次の文章を声に出して、できるだけ速く、一回くり返して読みましょう。 音読開始時刻 分 秒

古橋・待望の世界新記録

五十米平泳ぎにも佐東の日本新記録

全日本水上 神宮の熱狂

　昭和22年度日本選手権水上競技第二日は、八日午後5時40分から神宮プールで各種目準決勝を行った。4年ぶりに昔懐かしのプール、しかも強豪古橋（日大）以下の力泳で大記録の出現が予想され、片山首相らの来観を迎えて、出場各選手の意気も高らか。

　果して古橋は四百米に待望の世界新記録を樹立したのをはじめ、途中三百米でも日本新記録を生んだ。平泳ぎの新星佐東（立命）も、五十米（途中計時）に日本記録を更新するなど、続々新記録がアナウンスされ、満場の観衆は"水上日本"再建の日至る歓喜にひたった。（気温29度、水温24度）

音読終了時刻 分 秒　所要時間 分 秒

第3日

● 次の空欄にあてはまる漢字を書きましょう。

正答率 ／20

① 古橋廣之進は、静岡県□□の水泳選手。

② 古橋は、水泳の□□形で活躍した。

③ 1949年古橋は、アメリカに初の海外□□を行った。

④ リレーを含む4種目で、古橋は世界新□□で優勝した。

⑤ アメリカは古橋を「フジヤマのトビウオ」と□□した。

⑥ 古橋の活躍は、日本国民に□□を与えた。

⑦ ヘルシンキオリンピックでは、古橋は□□に終わった。

⑧ 引退後、古橋は日本水泳連盟会長などを□□した。

⑨ □□、日本大学でも古橋は指導を続けた。

⑩ 古橋は、日本水泳界の立て□□である。

第2日 12ページ ① 早慶 ② 大正 ③ 加盟 ④ 神場 ⑤ 練習
⑥ 復活 ⑦ 発展 ⑧ 本拠 ⑨ 編成 ⑩ 議員

14　答えは16ページにあります。

第4日　昭和23年（1948年）8月30日（月）　毎日新聞 …………… □月□日

●次の文章を声に出してできるだけ速く一回くり返して読みましょう。　音読開始時刻 □分□秒

空から幸福の"青い鳥"

ヘレン・ケラー女史岩国到着

長途の旅がつつがなく　にこやかに降り立つ

"ケラー女史ようこそ"八千万日本国民が長い間真心をこめて待ちもうけていたジョン・ミルトン協会総裁ヘレン・ケラー女史は、三重苦の老身をタンタス航路の銀翼にのせて、二十九日午後四時二十五分ニコラから山口県岩国飛行場着。再度日本に第一歩を印した。

　この日中国地方の空は、豆台風の影響をうけて朝から薄曇りだったが、正午からさわやかな初秋の青空がひろまって快晴となった。午後四時すぎ波静かな瀬戸内海の上空に銀翼の巨体を現わしたンカーストリアン号は、飛行場上空で調子を落としたかと思うと、そのまま大きな弧を描きながら軽々と着陸した。（以下略）

音読終了時刻 □分□秒　所要時間 □分□秒

第4日

●次の空欄にあてはまる漢字を書きましょう。

正答率 　/20

① ヘレン・ケラーは、米国の□□〔しゃ・かい〕事業家である。

② ヘレン・ケラーは、米国□□〔なん・ぶ〕のアラバマ州に生まれた。

③ 2歳のとき、ヘレン・ケラーは□□〔さん・じゅう〕苦となった。

④ アン・サリバンが家庭□□〔きょう・し〕としてケラーを指導した。

⑤ 1904年にケラーは、ラドクリフ女子□□〔だい・がく〕を卒業。

⑥ 卒業後、ヘレン・ケラーは□□〔こう・えん〕旅行を行った。

⑦ ヘレン・ケラーは多くの□□〔ちょ・さく〕を残している。

⑧ 日本国民は□□〔ねつ・きょう〕的にヘレン・ケラーを歓迎した。

⑨ 2度目の来日では、ケラーは2カ月間□□〔たい・ざい〕した。

⑩ ケラーは、集まった基金を□〔しょう〕害者のために□〔とう〕じた。

第3日 14ページ
① 出身　② 不自由　③ 遠征　④ 記録　⑤ 役形
⑥ 希望　⑦ 不調　⑧ 歴任　⑨ 母校　⑩ 役者

答えは18ページにあります。

110番一日開通

犯罪専用電話

　犯人検挙等非常事態に処する警察直通電話『一一〇番』は、逓信省の努力で来る十月一日から開通することになった。これによって、今後は火事の場合のように『一一〇』をまわせば、東京では警視庁、大阪、名古屋等七大都市では国家警察本部、市町村では警察署に直通することになる。共電式等ハンドルによるものは、従前と同じく『ケイサツ』と呼べばよい。

　これを機に逓信省では近く警察電柱、省電の二本建の不経済を廃するため、平行している部分の電信柱を一本に合わせることになったが、これにより約五十万本の電柱と、これに使用する碍子が浮くことになる。

第5日

●次の空欄にあてはまる漢字を書きましょう。

正答率 　/20

① 110番は、緊急時に □□（けいさつ）に通報する電話番号である。

② 昭和23年10月1日から、110番通報は□□（かいし）された。

③ 昔は、110番通報は大□□（とし）でのみ使用できた。

④ 当時は、ダイヤル式電話機が□□（ふきゅう）していた。

⑤ 1番はダイヤル式電話機の□□（さいしょ）の番号である。

⑥ 1番と0番の□（く）み□（あ）わせは、間違いを防ぐためのもの。

⑦ 1月10日は、110番の□□（きねん）日に制定されている。

⑧ 110番の日は、110番の使い方を□□（しゅうち）するためにある。

⑨ 119番は、□□（しょうぼう）車や救急車を求めるための電話番号。

⑩ 117番は、□□（ゆうりょう）で時刻を知ることができる電話番号。

第4日　16ページ　①社会　②南部　③三重　④教師　⑤大学　⑥講演　⑦著作　⑧熱狂　⑨滞在　⑩障投

答えは22ページにあります。

第1週 前頭葉機能検査 …… □月□日

I カウンティングテスト

1から120までを声に出してできるだけ速く数えます。数え終わるまでにかかった時間を計りましょう。

□秒

II 単語記憶テスト

まず、次のことばを、**2分間**で、できるだけたくさん覚えます。

こびと	ぎのう	うしろ	めだま	きもの	えんぎ
どうぐ	ねっと	おから	やおや	ぜんご	ぺっと
しおり	ゆびわ	まつり	なたね	こうじ	めもり
りりく	ぴえろ	みくろ	おがわ	いせき	ことり
やくみ	あひる	あさり	ぶひん	あやめ	ぶたい

覚えたことばを、裏のページの解答用紙にできるだけたくさん書きます。
2分間で、覚えたことばを、いくつ思い出すことができますか？

II 覚えたことばを、**2分間**で ☐ に書きましょう。

単語記憶テスト解答欄

正答数

☐ 語

III 別冊4ページの「**ストループテスト**」も忘れずに行いましょう。

第6日 昭和24年（1949年）11月4日（金）　読売新聞朝刊……… □月□日

●次の文章を声に出して、できるだけ速く、一回、くり返して読みましょう。時刻読音開始□分□秒

湯川教授にノーベル物理学賞

文化の日、日本人初の栄誉

世界に誇る『湯川粒子』　渡米して講演中の博士

物理学の世界的俊秀湯川秀樹博士に、わが国としては初めて一九四九年ノーベル物理学賞が授与されたという朗報が、折も折『文化の日』に外電で伝えられた。

博士は、昭和十年『原子核の中の中性子と陽子の相互作用を媒介するものとして中間子が存在する』と、理論物理学界に一大エポックを画する新理論を発表。二年後の一九三七年に、カリフォルニア工科大学のアンダーソン、ネダマイヤー両教授が、宇宙線の中に湯川博士の予言した粒子のあることを写真撮影で発見して、世界の学界に認められたもの。（以下略）

時刻読音終了□分□秒　所要時間□分□秒

第**6**日

● 次の空欄にあてはまる漢字を書きましょう。

正答率 　/20

① 湯川秀樹博士は、学者の一家の□□〔さん・なん〕として生まれた。

② 湯川の父の小川琢治は、□□〔ち・い〕学者だった。

③ 湯川秀樹は、結婚して湯川の□〔せい〕を□〔な〕乗るようになった。

④ 湯川は、京都大学で理論物理学を□□〔せん・こう〕した。

⑤ 28歳のとき、湯川は中間子理論の論文を□□〔はっ・ぴょう〕した。

⑥ 湯川は、中間子の存在を□□〔よ・げん〕した。

⑦ □□〔じっ・けん〕によって、中間子の存在が証明された。

⑧ 湯川は、□□〔に・ほん〕人で初めてノーベル賞を授与された。

⑨ 湯川は、核□□〔へい・き〕廃絶など平和運動でも活躍した。

⑩ 朝永振一郎と湯川は、高校・大学の□□〔どう・きゅう〕生である。

第**5**日 18ページ
① 警察　② 開始　③ 都市　④ 普及　⑤ 最初
⑥ 組合　⑦ 記念　⑧ 周知　⑨ 消防　⑩ 有料

第 7 日　昭和24年（1949年）11月27日（日）　読売新聞 朝刊……… □月 □日

●次の文章を声に出して、できるだけ速く、一回くり返して読みましょう。　音読開始時刻 □分 □秒

プロ野球・二リーグに分かる

日本選手権を争う

巨人側は『セントラル』

日本野球連盟は毎日、近鉄などの新チーム加盟問題をめぐり、去る九月以来加盟容認か、あるいは分裂かの問題について会談を重ねていた。これに最後の断を下す顧問、代表者連合会議は、二十六日午前九時半から丸の内東京会館別館で開催、協議の結果、連盟を解体して新たに二リーグを編成することを決定した。従来の八球団は各団の自由意思をもって集結することとなり、巨人、阪神、中日、大陽は、新球団大洋漁業、西鉄の三球団を加えて「セントラル・リーグ」を結成。また阪急、大映、東急、南海は、毎日、近鉄および西鉄の三球団を加えて太平洋「パシフィック・リーグ」を編成し、それぞれ新たなるスタートを切ることとなった。

（以下略）

音読終了時刻 □分 □秒　所要時間 □分 □秒

第7日

次の空欄にあてはまる漢字を書きましょう。

正答率 /20

① 戦後、□□（ふ・こう）とともにプロ野球の人気は高まった。

② 当時、プロ野球は8チームで□□（だ・い）のリーグだった。

③ 昭和24年に毎日や近鉄が球団を□□（せつ・りつ）した。

④ 日本野球連盟は新球団加盟を認めるか分裂かで□□（ぎ・ろん）した。

⑤ □□（かい・だん）が9月から11月まで重ねられた。

⑥ 二リーグ制を□□（し・じ）する球団としない球団に分かれた。

⑦ 話し合いの後、日本野球連盟は□□（かい・たい）となった。

⑧ セントラルとパシフィックの二リーグが□□（けっ・せい）された。

⑨ 既存球団は、□□（じ・は）的にどちらのリーグに入るか決めた。

⑩ 現在は、二リーグとも6球団が□□（しょ・ぞく）している。

第6日 22ページ ①三男 ②地質 ③姓名 ④専攻 ⑤発表 ⑥予言 ⑦実験 ⑧日本 ⑨兵器 ⑩同級

答えは26ページにあります。

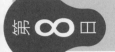

第8日　昭和26年(1951年)4月19日(木) 読売新聞 夕刊　　　　月　　日

● 次の文章を声に出してできるだけ速く一回くり返して読みましょう。　音読開始時刻　　分　　秒

復活するラジオ体操

夏季時間五月六日から

昔なつかしいラジオ体操が、清涼の初夏を迎えて復活、サマー・タイムの第一日五月六日から、ふたたび電波に乗りお目見得する。

ラジオ体操は終戦後二十二年八月末までつづいたが、当時の食糧事情などの関係から、体操どころでないと中止していたところ、全国聴取者の間からも、復活要望の声がさかんになった。放送文化研究所で行った世論調査でも、六〇％以上の希望者が示されるほどの人気であった。そこでNHKでは、郵政省簡易保険局主催、文部省、厚生省、日本体操協会、日本レクリエーション協会後援のもとに、国民保健体操制定委員会に委嘱し、こんど新構想のラジオ体操の誕生をみたもの。

（以下略）

音読終了時刻　　分　　秒　　所要時間　　分　　秒

25

第8日

● 次の空欄にあてはまる漢字を書きましょう。

正答率 ／20

① ラジオ体操は、伴奏音楽と□□に合わせて行う体操。

② ラジオ体操は、10□□ほどの運動を組み合わせている。

③ ラジオ体操は、国民の□□づくりを目的としている。

④ 戦後の一時期、ラジオ体操は□□されていた。

⑤ 昭和26年に現在のラジオ体操第一が□□した。

⑥ 第一に続き、□□にはラジオ体操第二がつくられた。

⑦ 昭和26年以□□、現在までラジオ体操は続いている。

⑧ ラジオ体操は、個人を□□としている体操。

⑨ 誰でも□□にリズムにとけこめる曲が求められた。

⑩ 昭和32年には、テレビ体操の□□が開始された。

第7日 24ページ ①復興 ②単一 ③設立 ④議論 ⑤会談
⑥支持 ⑦解体 ⑧結成 ⑨自発 ⑩所属

26　答えは28ページにあります。

第9日　昭和26年（1951年）4月21日（土）　朝日新聞朝刊‥‥‥‥　□月□日

●次の文章を声に出して、できるだけ速く、一回くり返して読みましょう。　音読開始時刻　□分□秒

田中少年優勝　ボストンマラソン

小柳ら五人九着

第五十五回ボストン・マラソン大会は、十九日正午（日本時間二十日午前二時）ボストン市郊外ホプキントンをスタート、世界のマラソン選手百五十三名が参加して行われた。小雨降るなかを、小柳選手はコース半ばの十三マイルを1時間9分で通過する快速ぶりであったので、徐潤福（韓国）が一九四七年に作った2時間25分39秒の記録を破るのではないかと思われた。しかし、最後の五マイルで弱り、十九歳の少年田中選手にトップとなり、遂に2時間27分45秒の好記録で優勝した。成績次のとおり。

①田中茂樹（日本）2時間27分45秒　②ジョン・ラファーティ（ボストンＡＡＡＩ）2時間31分15秒　③ラガブア（ギリシャ）2時間35分27秒（以下略）

音読終了時刻　□分□秒　所要時間　□分□秒

第9日

正答率 ／20

● 次の空欄にあてはまる漢字を書きましょう。

① ボストンマラソンは毎年（まいとし）4月（がつ）第（だい）3 □（げ）□（よう）日（び）に開催（かいさい）される。

② 第（だい）1回（かい）大会（たいかい）が1897年（ねん）の □（れ）□（き）あるマラソン大会である。

③ 世界中（せかいじゅう）の選手（せんしゅ）がボストンマラソンに □（さん）□（か）した。

④ ボストンはアメリカ合衆国（がっしゅうこく） □（とう）□（ほく）部（ぶ）の都市（とし）である。

⑤ レースはボストン □（こう）□（がい）のホプキントンから始（はじ）まる。

⑥ スタートの合図（あいず）とともに □（いっ）□（せい）に選手は走（はし）り出（だ）した。

⑦ ゴールのボストン市内（しない）に向（む）かう □（かた）□（みち）のコース。

⑧ レース後半（こうはん）の上（のぼ）り坂（ざか）が □（なん）□（しょ）といわれている。

⑨ 小柳舞治（こやなぎまいじ）選手たちは、前半（ぜんはん）力（ちから）を出（だ）しすぎて □（い）□（ぱい）した。

⑩ 田中茂樹（たなかしげき）選手の優勝（ゆうしょう）は、日本国民（にほんこくみん）を □（ゆう）□（き）づけた。

第8日 26ページ
①号令 ②種類 ③健康 ④中止 ⑤誕生
⑥翌年 ⑦以来 ⑧対象 ⑨気軽 ⑩放送

答えは30ページにあります。

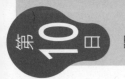

第10日 昭和26年(1951年)11月28日(水) 毎日新聞 ……………… 　月　日

●次の文章を声に出して、できるだけ速く、一回くり返して読みましょう。　音読開始時刻　分　秒

男の寿命は60、女は64歳

厚生省では二十七日、本年一月から八月までの人口動態統計を発表した。これによると結核と乳児の死亡が激減したため、本年末の推計では、明治三十二年来続けてきた死亡数の九十万台を初めて割って、八十五万八千名となった。そのため国民の平均寿命は昭和十三年度に比べて十三歳も八ネ上り、男子は六十歳、女子は六十四歳となった。昭和二十二年は男子五〇・〇六歳、女子五三・九六歳、同二十三年男子五五・六歳、女子五九・四歳。本年一月から八月までの死亡実数は昨年同期よりも三万四千四百九十三名減って、五十八万一千二百七十名となった。そのうち結核死亡は二万一千余名減少して、六万四千八百八十二名、また乳児死亡は一万減って、九万一千名となっている。（以下略）

音読終了時刻　分　秒　所要時間　分　秒

29

第10日

● 次の空欄にあてはまる漢字を書きましょう。

正答率 /20

① 昭和26年、国民の平均寿命は□□した。

② 平均寿命とは、0歳の人間の平均□□のこと。

③ 一定□□の人口の変動を、人口動態という。

④ 政府が人口動態統計を□□した。

⑤ 結核患者と□□の死亡数が、昭和26年に激減した。

⑥ 衛生の□□が結核予防に役立った。

⑦ 抗結核薬の□□も、結核死亡数を減らした。

⑧ 死亡数が90万台を□めて□った。

⑨ 結核は、結核菌の□□によっておこる。

⑩ 結核の□では、□結核の患者数が多い。

第9日 28ページ ① 月曜 ② 歴史 ③ 参加 ④ 東北 ⑤ 郊外
⑥ 一斉 ⑦ 片道 ⑧ 難所 ⑨ 失敗 ⑩ 勇気

30　答えは34ページにあります。

第2週 前頭葉機能検査 □月□日

I カウンティングテスト

1から120までを声に出してできるだけ速く数えます。数え終わるまでにかかった時間を計りましょう。

□ 秒

II 単語記憶テスト

まず、次のことばを、**2分間**で、できるだけたくさん覚えます。

えかき	ちから	するめ	げざん	どれす	うがい
からす	なじみ	らんぷ	あいず	おじぎ	げんき
ずけい	つばき	れもん	のどか	えきす	すうじ
かっぱ	きぞく	あぶら	たから	ちそう	ろくが
そうこ	さいん	からて	にんき	ふもと	くらす

覚えたことばを、裏のページの解答用紙にできるだけたくさん書きます。
2分間で、覚えたことばを、いくつ思い出すことができますか？

第2週

Ⅱ 覚えたことばを、2分間で ☐ に書きましょう。

単語記憶テスト解答欄

正答数

☐ 語

Ⅲ 別冊5ページの「ストループテスト」も忘れずに行いましょう。

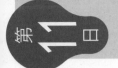

昭和27年(1952年)2月5日(火) 毎日新聞

●次の文章を声に出してできるだけ速く、一回くり返して読みましょう。

日本女子初の優勝

卓球世界選手権 楢原、西村両嬢の健闘に絶讃

第十九回世界卓球女子選手権をかけたコービロン杯は、日本チームが四日3―0で英国を破り初めてアジアに持ち込まれた。日本の女子選手は英国のホープ、風のように吹きまくる偉大な技術を持つといわれるロザリンド、ダイアネーという双生児のロウ姉妹を打ち破った。この大会で最初のうちは見向きもされなかった二人の日本の少女は、いま無数のファンの歓呼に迎えられた。この二人のフォア・ハンドスマッシュとカットは、偉大な英国の双くきに息つく暇も与えなかった。そして英国チームを最初から神経質に追い込み、その冷酷な攻撃で立ち上るチャンスを完全に奪った。英国を破ることによって、日本はアジアに覇権をもたらすという信ずべからざる記録を作ったのである。

第11日

● 次の空欄にあてはまる漢字を書きましょう。

正答率 　/20

① 世界□□選手権には、男女とも初参加だった。

② 女子は、稲原静、西村登美江の活躍が□□ましかった。

③ 女子国別□□戦で、日本は英国を破り、優勝した。

④ 稲原・西村選手は、アジア人初の世界□□となった。

⑤ 英国女子は、それまで□□だった。

⑥ 英国は、双子のロウ姉妹を□□としたチームだった。

⑦ ロウ姉妹は、偉大な□□を持つといわれていた。

⑧ 日本独自の□□が功を奏した。

⑨ 日本チームは、英国に□つく□を与えなかった。

⑩ 稲原・西村選手は、押し寄せた□衆の□にもまれた。

第10日 30ページ
① 改善 ② 余命 ③ 初期 期間 ④ 公表 ⑤ 中乳児
⑥ 進歩 ⑦ 開発 ⑧ 初割 ⑨ 感染 ⑩ 肺

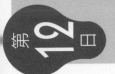

第12日 昭和27年(1952年)5月20日(火) 朝日新聞朝刊

● 次の文章を声に出して、できるだけ速く一回くり返して読みましょう。

白井・世界選手権を握るフライ級タイトル・マッチ
マリノに判定勝ち 日本人に初の栄冠

日本のボクシング三十年の史上にはじめて日本選手が世界選手権にちょう戦した。その実力を世界に問う世界フライ級チャンピオン、ダド・マリノ対白井義男の十五回戦は、十九日午後八時十八分から後楽園特設リングで挙行。白井選手はすこぶる好調で、後半大いに威力を発揮し、よくマリノ選手をおさえて判定で勝ち、日本人として初の世界選手権を獲得した。白井ははじめの四、五回はマリノの攻撃を警戒してか積極的に攻めず、マリノのクリンチ作戦をやや持て余していた。しかし後半戦に入るや、にわかにスパートして得意のワン・ツー・ブローを連打、まず一方的な判定勝ちであった。なお体重は白井一一二ポンド、マリノ一一三ポンドであった。

第12日

●次の空欄にあてはまる漢字を書きましょう。

正答率 /20

① 白井義男は21歳でボクシングを□(なら)い□(はじ)めた。

② 白井選手は、プロデビューから8戦□(ぜん)□(しょう)だった。

③ 戦後、カーン博士のコーチで白井の才能は□(かい)□(か)した。

④ カーン博士は、GHQの□(しょく)□(いん)として米国から来日した。

⑤ カーン博士の指導は、□(か)□(がく)的トレーニングといわれた。

⑥ ダド・マリノとは、これまで五分の対戦□(せい)□(せき)だった。

⑦ 後楽園球場の特設□(かい)□(じょう)には約4万人の観衆が集まった。

⑧ マリノ対白井の□(し)□(あい)は、15ラウンドの熱戦だった。

⑨ その後、白井選手は4度タイトルを□(ぼう)□(えい)した。

⑩ 2010年に5月19日はボクシングの日に□(せい)□(てい)された。

第11日 34ページ ①卓球 ②目覚 ③団体 ④王者 ⑤無敗
⑥中心 ⑦技術 ⑧打法 ⑨息暇 ⑩群波

第13日

昭和28年(1953年)1月19日(月) 朝日新聞 朝刊……… □月□日

●次の文章を声に出して、できるだけ速く一回くり返して読みましょう。 音読開始時刻 □分□秒

生きていた三億年前の奇魚 その名はシーラカンス
マダガスカル島の近海で捕う
スミス教授、神秘解明へ

　三億年、いや三億五千年もの太古から、地球上にすんでいるシーラカンスという奇態な大魚が、昨年末アフリカ東南のマダガスカル島近海でつかまった。南アフリカのマラン首相は、この貴重な魚を無事に南ア連邦東岸のダーバンに運ぶため、空軍に出動を命ずるという騒ぎ。ダーバンでは、ローデス大学のJ・L・B・スミス教授が「三億年の神秘」の研究を開始したという。

　スミス教授は一九三八年にも漁師に食われてしまったこの魚の残骸を見つけ、完全なシーラカンスを尋ねあぐんでいたもの。それにしても、三億年間、進化の流れから取り残されて、原子力時代の二十世紀まで生き永らえていたこの奇魚の正体は？（以下略）

音読終了時刻 □分□秒　所要時間 □分□秒

第13日

正答率 □/20

●次の空欄にあてはまる漢字を書きましょう。

① シーラカンスは、生きた□□（か せき）といわれている。

② 以前は、とうの昔に□□（せつ めつ）したと考えられていた。

③ シーラカンスは□□（しん かい）魚だが、生態はなぞが多い。

④ シーラカンスには□□（ふ つう）の魚のような背骨がない。

⑤ 脊柱という中が空洞の管に、□□（たい えき）が満たされている。

⑥ シーラカンスのヒレには、大きな骨と□□（かん せつ）がある。

⑦ シーラカンスは、ワシントン□□（じょう やく）に指定されている。

⑧ シーラカンスの□□（なか ま）は26に分類されている。

⑨ 26の分類のうち、□□（げん ざい）生きているのは1種のみ。

⑩ 後年、インドネシアでもシーラカンスは□□（はっ けん）された。

第12日 36ページ ①習始 ②全勝 ③開花 ④職員 ⑤科学 ⑥成績 ⑦会場 ⑧試合 ⑨防衛 ⑩制定

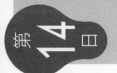

昭和28年(1953年)2月2日(月) 朝日新聞 朝刊……… 月 日

●次の文章を声に出してできるだけ速く一回くり返して読みましょう。

テレビ本放送始まる

病院の待合室にも受像器

NHK東京テレビ(JOAK-TV)は、一日から日本テレビ界の先頭を切って待望の本放送を開始した。同日午後二時から東京都千代田区内幸町の放送会館の第一スタジオで「NHK東京テレビ開局の祝賀式」が行われ、式場風景がそのままテレビ電波に乗って送られた。続いて菊五郎劇団の舞台中継、ニュース映画、今週の明星など、第一日の記念番組は午後九時まで中波(普通のラジオ)と同時に送られ、この日、街ではテレビの話題が人気を集めていた。

まず、NHKは東京、大阪、名古屋など全国十三局でテレビ記念スタンプを押し、東京では中央区西銀座の日本楽器店で「眼で見るラジオだ」と銀座の人足をさらって、一つのテレビに数百人もの人だかり。(以下略)

39

第14日

次の空欄にあてはまる漢字を書きましょう。

正答率 /20

① テレビの本放送は、NHKが□□を切って開始した。(せん・だん)

② 本放送開始日は、テレビの□□が、人気を集めた。(わ・だい)

③ 当時のテレビは□□が高く、家庭に普及しなかった。(か・かく)

④ 人々は、□□テレビに集まって放送を見た。(がい・とう)

⑤ 1つのテレビに、□□人もの人だかりができた。(すう・ひゃく)

⑥ NHK東京テレビジョン開局の□□式が放送された。(しゅく・が)

⑦ 病院の□□室にもテレビは設置された。(まち・あい)

⑧ 第1日の記念□□は、午後9時まで放送された。(ばん・ぐみ)

⑨ 当時のテレビは、モノクロ□□だった。(えい・ぞう)

⑩ 昭和35年にはカラーテレビが□□した。(とう・じょう)

第13日 38ページ ①化石 ②絶滅 ③深海 ④普通 ⑤体液 ⑥関節 ⑦条約 ⑧仲間 ⑨現在 ⑩発見

第15日 昭和28年（1953年）12月25日（金）読売新聞 夕刊‥‥‥‥‥ □月□日

●次の文章を声に出して、できるだけ速く、一回、くり返して読みましょう。　時音読開始 □分□秒

日本の朝は明けた　奄美大島　万歳と日の丸の波

二十五日をつかり午前零時、雲の低さをふっ飛ばすように花火が一発、同時にサイレンが思い切り高々と鳴り響いた。待ちつづけた日本復帰の時間、奄美群島二十一万の人たちが、戸ごとにラジオの前に集まり万歳を三唱、一度しめた雨戸をあけ日の丸を掲げた。旗は南の夜風になびき、月のない港町を白く浮きあがらせた。人々は八年ぶりに日本の太陽のもと、日本の朝を迎えたのだ。

この日、折悪しく早朝から雨雲が低くたれこめていたが、六時すぎからついに小雨となった。午前八時、千穂神社に雨の中を泉復帰協議会長（名瀬市長）と三十名の復協中央委員がビロウ樹に囲まれた島の氏神高千穂神社に現われ、神前に参拝、感激に目をうるませて、念願の〝日本復帰実現〟を神前に報告した。（以下略）

時音読終了 □分□秒　所要時間 □分□秒

第15日

次の空欄にあてはまる漢字を書きましょう。

正答率 　/20

① 奄美群島は鹿児島市の南西にある群島の□□（そう・しょう）。

② 奄美群島は、現在の□□（ゆう・と）の8島で構成されている。

③ 昭和21年2月に、奄美群島は米軍□□（せい・ふ）下におかれた。

④ 昭和28年ダレス□□（せい・めい）によって復帰が決まった。

⑤ 奄美大島は、□□（せん・ご）の離島のうち、3番目に大きい。

⑥ 12月25日の午前0時に□□（はな・び）が1発打ち上げられた。

⑦ 奄美の人々は、万歳□□（せん・しょう）をして、復帰を祝った。

⑧ 雨が降る中、人々は□□（じん・じゃ）に参拝した。

⑨ 参拝した人々は、□□（かん・げき）に目をうるませた。

⑩ 名瀬□□（しょう・がっ）校の校庭では、市民が集まって祝った。

第14日　40ページ
① 先陣　② 話題　③ 価格　④ 街頭　⑤ 数百
⑥ 祝賀　⑦ 待合　⑧ 番組　⑨ 映像　⑩ 登場

第 **3** 週　前頭葉機能検査 ‥‥‥‥‥‥‥‥‥‥‥‥‥ □ 月 □ 日

Ⅰ カウンティングテスト

1から120までを声に出してできるだけ速く数えます。数え終わるまでにかかった時間を計りましょう。

□ 秒

Ⅱ 単語記憶テスト

まず、次のことばを、**2分間**で、できるだけたくさん覚えます。

たきび	あわび	ほのお	そふと	まほう	でんわ
へいや	ぶんこ	かぶと	おんど	たすき	かだん
つくし	れきし	まんと	れんげ	きけん	むげん
りんぐ	いろり	くじら	ひつじ	ぼたん	けもの
めがね	かつお	とさか	ゆかり	なみだ	きごう

覚えたことばを、裏のページの解答用紙にできるだけたくさん書きます。
2分間で、覚えたことばを、いくつ思い出すことができますか？

第3週

Ⅱ 覚えたことばを、2分間で □ に書きましょう。

単語記憶テスト解答欄

正答数

　　　　　語

Ⅲ 別冊6ページの「ストループテスト」も忘れずに行いましょう。

44

第16日

昭和29年（1954年）1月20日（水）　読売新聞夕刊………　□月□日

●次の文章を声に出して、できるだけ速く、一回くり返して読みましょう。　音読開始時刻　□分□秒

徹夜組もドッと乗る

地下鉄丸の内線開通

　帝都高速度交通営団が、二十年十カ月の歳月と五十三億円の巨費を投じて建設した、地下鉄丸の内線池袋一お茶の水間の処女電車AⅠBⅠ号は、大寒の入りの二十日午前五時十分、土屋池袋、中尾お茶の水両駅長のの右手がサッとあがって、それぞれ両駅をすべるように発車した。この日同営団では丸の内線、浅草線の全線各駅で記念切符を無料配布して開通を祝った。宇治川の先陣争いにも似て、発売第一号の切符を手に入れ、一番電車に乗り込もうとするマニアが、十九日の夜十時ごろから重く閉ざされたヨロイ戸の前に行列を作った。池袋からは百二十八人が、寒さをも吹きとばして八十四人、お茶の水からは七十八人が、この処女電車に乗り込んで行った。（以下略）

音読終了時刻　□分□秒　所要時間　□分□秒

●次の空欄にあてはまる漢字を書きましょう。

正答率 /20

① 1953年に池袋—新宿間が丸ノ内線と□□された。

② 丸ノ内線の建設には、巨額の□□が投じられた。

③ 丸ノ内線は、池袋—御茶ノ水間から□□した。

④ 丸ノ内線は、朝夕には、3分30秒間隔で□□された。

⑤ 池袋から御茶ノ水まで、山手線より□□いた。

⑥ 丸ノ内線は、1日約6万人を運ぶことが□□された。

⑦ 交通地獄の□□に、丸ノ内線は大きく貢献した。

⑧ 丸ノ内線記念□□が飛ぶように売れた。

⑨ 一番電車に乗車しようと、マニアが□□を作った。

⑩ 1972年に荻窪線の名称が、丸ノ内線に□□された。

第15日 42ページ ①総称 火 ②有人 三唱 ③政府 神社 ④声明 感激 ⑤全国 小学

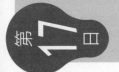

第17日 昭和29年(1954年)2月2日(火) 朝日新聞 朝刊……… ☐月☐日

●次の文章を声に出して、できるだけ速く、一回くり返して読みましょう。 時刻読開始 ☐分☐秒

花束もみくちゃ

ディマジオ・モンロー着く

ジョー・ディマジオ、マリリン・モンロー夫妻は一日午後五時五十分パン・アメリカン機で東京羽田に着いた。

モンローは自慢の金髪を北風になぶらせながらミンクのオーバーを着てタラップを降りてくる。ディマジオとオドール監督が左右から付き添うが、約二千人の出迎えたちは「ハロー、モンロー」と大騒ぎ。芸能人やスポーツ関係、外国人ファン、GI、中学生の女子学生など、場内整理の声も聞かばこそ、二重橋事件の押し合いのようにタラップ目がけて押しかけた。

モンローも、話題の"モンロー・ウオーク"を見せたのは、わずかタラップ五段ばかりで、あとは人なみにもまれ、降りるどころではない。（以下略）

時刻読終了 ☐分☐秒 所要時間 ☐分☐秒

第17日

●次の空欄にあてはまる漢字を書きましょう。

正答率 /20

① マリリン・モンローはアメリカの□□(しま/ゆう)である。

② マリリン・モンローは映画(えいが)の□□(しゅ/だい)歌(か)も歌(うた)った。

③ ジョー・ディマジオはアメリカのプロ□□(や/きゅう)選手(せんしゅ)だった。

④ ディマジオは打撃(だげき)の□□(てん/さい)だった。

⑤ ディマジオは56試合(しあい)□□(れん/ぞく)でヒットを記録(きろく)した。

⑥ ディマジオはアメリカ中(じゅう)の人(にん)気(き)を□□(とく/せん)した。

⑦ ディマジオの背番号(せばんごう)はチームの□□(えい/きゅう)欠(けつ)番(ばん)となった。

⑧ ディマジオとモンローは新婚(しんこん)□□(りょ/こう)で日本(にほん)を訪問(ほうもん)した。

⑨ □□(しゅく/はく)先(さき)のホテルにも二人(ふたり)のファンが押(お)し寄(よ)せた。

⑩ マリリン・モンローの突然(とつぜん)の□(し)は謎(なぞ)に□(こう)まれている。

第16日 46ページ ① 決定 ② 費用 ③ 開業 ④ 運行 ⑤ 早着
⑥ 予想 ⑦ 緩和用 ⑧ 切符業 ⑨ 行列 ⑩ 統一着

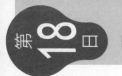

昭和29年（1954年）2月20日（土）毎日新聞 ……………

●次の文章を声に出して、できるだけ速く、一回くり返して読みましょう。

荒業にわく大観衆

日米プロ・レスリング第一戦

（前略）

観衆はほとんど"力道山""木村"の応援ばかり。力道山はベンを体固めでホールし一本を得たが、二本目は、木村がリングの外に飛び出したままマイクの首を絞め上げたため、マイクが反則勝ち。これに憤慨し力道山が沖レフェリーに食ってかかり、場内に座布団の雨が降る一幕があった。あと五分、あと三分、場内アナウンスが残り時間の少ないことを告げると、リング上は入れ代わり立ち代わり目まぐるしいほどの大乱戦。これにすっかり興奮したファンはリングサイドまでかけおり"ワッショイワッショイ"の大声援を送ったが、ついに勝負がつかぬまま引分となり、六十一分に及ぶ"ルールあるケンカ"は終わりをつげた。

第18日

●次の空欄にあてはまる漢字を書きましょう。

正答率 /20

① 日米□□プロ・レスリングは蔵前国技館で行われた。

② プロ・レスリングが日本で初めて□□された。

③ ファンは□□前からぞくぞくと国技館に集まった。

④ シャープ兄弟と力道山・木村政彦の試合が□□だった。

⑤ 力道山は、□□力士で活躍後にプロレスラーとなった。

⑥ 力道山の得意技は、□□チョップである。

⑦ シャープ兄弟との試合はテレビで□□された。

⑧ 力道山は、日本プロレス□□を設立した。

⑨ 数々のタイトルを力道山は□□った。

⑩ 力道山は、プロレスブームの□□を作った。

第17日 48ページ ①女優 ②主題 ③野球 ④天才 ⑤連続 ⑥独占 ⑦永久 ⑧旅行 ⑨宿泊 ⑩死

第19日　昭和30年（一九五五年）5月15日（日）　朝日新聞朝刊‥‥‥‥　□月□日

●次の文章を声に出して、できるだけ速く、一回くり返して読みましょう。　音読開始　□分□秒

大観覧車や飛行塔

後楽園に欧米式遊園地

　後楽園スタジアムのわきに、子供と大人のための新しい型の遊園地が出来るので話題になっている。これまで後楽園スタジアムの周辺は、野球場を中心に、競輪場、アイス、ローラー両スケート場はあったが、大人と子供が一しょに楽しめるところはなかった。そこで後楽園スタジアムが考え出したのが、この遊園地の計画である。場所は球場わきから、地下鉄線路までの都電通りに面した約六千坪の地域。すでに二月から予算三億円で着工しており、七月一日から開園の予定といわれる。これは都心に出来る初めての欧米スタイルの遊園地である、と同社ではいっている。（以下略）

音読終了　□分□秒　所要時間　□分□秒

第19日

●次の空欄にあてはまる漢字を書きましょう。

正答率 /20

① 遊園地は大人も子供も楽しめる□□。

② 遊園地で遊ぶには、□□券を買わなければならない。

③ □□のアトラクション前には行列ができる。

④ 遊園地では、レストランで□□をとることもできる。

⑤ □□そってヒーローショーを見た。

⑥ 大□□車に乗って、景色を楽しんだ。

⑦ □□的なジェットコースターに乗った。

⑧ ジェットコースターでおもわず□□を上げてしまった。

⑨ お□け屋敷で恐怖に腰を抜かし、□けなくなった。

⑩ □□終了時間ぎりぎりまで、お客は遊園地を楽しんだ。

第18日 50ページ ① 対抗 ② 公開 ③ 定刻 ④ 目玉 ⑤ 幕内 ⑥ 空手 ⑦ 放映 ⑧ 協会 ⑨ 勝取 ⑩ 基礎

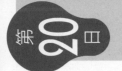

昭和30年（一九五五年）8月9日（火）読売新聞朝刊

日本ガット加盟決まる

23か国が賛成 来月十日に発効

八日在ジュネーブ総領事館から外務省に入った公電によれば、同地にあるガット（関税・貿易一般協定）事務局にたいし日本のガット加入に賛成する旨の通告を行った加盟国はこのほど二十三カ国に達し、日本のガット加入はここに決定をみた。規定によれば八月十一日までにガットの全加盟国三十四カ国の三分の二（二十三カ国）以上が同事務局にたいして賛成通告を行えば、日本のガット加入が実現することになっている。すでに期限前に定足数に達しており、外務省では十一日までに賛成通告を行う国が二十七、八カ国にのぼることを期待している。これにより日本のガット加入は九月十日に発効することとなった。

第20日

●次の空欄にあてはまる漢字を書きましょう。

正答率 □/20

① ガットとは、関税および貿易に関する□□協定のこと。

② ガットは、ジュネーブで23カ国が□□して発足した。

③ ガットの目的は、自由貿易の維持と□□にあった。

④ ガットの□□は、スイスのジュネーブにあった。

⑤ ジュネーブ総領事館から□□省に連絡があった。

⑥ ガット加入には、加盟国の3分の2以上の□□が必要。

⑦ 期限前に定足数に達したため、加入は□□となった。

⑧ ガットは、□たに設立されたWTOに□き継がれた。

⑨ WTOとは、□□貿易機関のこと。

⑩ WTOは、ガットより広□□の国際貿易を対象とする。

第19日 52ページ ① 施設 ② 入場 ③ 人気 ④ 食事 ⑤ 家族
⑥ 観覧 ⑦ 本格 ⑧ 悲鳴 ⑨ 化動 ⑩ 営業

54

第4週 前頭葉機能検査 □月□日

Ⅰ カウンティングテスト

1から120までを声に出してできるだけ速く数えます。数え終わるまでにかかった時間を計りましょう。

□秒

Ⅱ 単語記憶テスト

まず、次のことばを、**2分間**で、できるだけたくさん覚えます。

がはく	もでる	さいふ	いかだ	ひので	りすと
みしん	ころも	おちば	にっき	かまど	まつげ
ぬりえ	じてん	はさみ	せんぞ	ざいこ	くぼみ
だるま	ほかん	えほん	しじみ	むすこ	やせい
せのび	おまけ	ことば	まんが	かるた	ねがい

覚えたことばを、裏(うら)のページの解答用紙にできるだけたくさん書きます。
2分間で、覚えたことばを、いくつ思い出すことができますか？

第4週

Ⅱ 覚えたことばを、2分間で　　　に書きましょう。

単語記憶テスト解答欄

正答数
　　語

Ⅲ 別冊7ページの「ストループテスト」も忘れずに行いましょう。

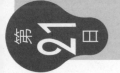

第21日　昭和31年(1956年)5月18日(金)　朝日新聞朝刊………　□月□日

●次の文章を声に出して、できるだけ速く一回くり返して読みましょう。　音読開始時刻□分□秒

マナスルついに征服

頂上攻撃二度とも成功

マナスル登山槇隊長は十七日、ネパール政府に対し無電で、日本のマナスル探検隊が去る九日、十一日の両日マナスル（八一二五メートル）登頂に成功したと報告した。

【注】毎日新聞東京本社に入った情報によれば、二回とも攻撃隊は二人のメンバーで行われたが、攻撃隊員の氏名は不明である。

日本人・初の八千メートル突破

八一二五メートル、世界第八位の巨峰マナスルの山頂が日本の手に帰した。一九五二年日本山岳会と毎日新聞社が、マナスルの攻略をねらって調査隊を派遣してから四年目、三次にわたるマナスル攻撃が、ついに実を結んだのである。（以下略）

音読終了時刻□分□秒　所要時間□分□秒

第21日

正答率 /20

●次の空欄にあてはまる漢字を書きましょう。

① マナスルの□□は、8000メートルを超える。

② 日本山岳会は、マナスルに□□隊を派遣していた。

③ 第1次隊は、7750メートルで□□されてしまった。

④ 第2次隊も、失敗のまま□□するしかなかった。

⑤ 第3次□検隊の隊□は、槇有恒だった。

⑥ 槇は、日本人初の8000メートル□□を導いた。

⑦ マナスルの初□□は、二人のメンバーで行われた。

⑧ マナスル攻略を、ネパール政府に□□した。

⑨ 新聞社は、すぐにマナスルについて□□を書いた。

⑩ マナスル攻略は、日本山岳会の□□的な偉業だった。

第20日 54ページ
①一般 ②調印 ③拡大 ④本部 ⑤外務
⑥賛成 ⑦確実 ⑧新引 ⑨世界 ⑩範囲

答えは60ページにあります。

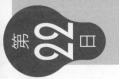

昭和31年(1956年)7月17日(火) 毎日新聞

日本経済の現状　経済白書

戦争の傷跡なおる　技術革新と近代化が必要

　経済企画庁は恒例の経済白書(昭和三十一年度年次経済報告書)をまとめたので、十七日の閣議で高碕長官が報告する。この報告書は第一部総説と第二部各論にわかれ、全文二十九万五千字から成る膨大なもので、戦後十回目の報告である。今回の白書のおもなねらいは、戦後最良の繁栄を迎えた三十年度の経済が、いわゆる数量景気としての発展をとげた過程の分析である。そして日本経済が到達した現段階の状況を明らかにして、今後の経済政策の指針をどこにおくべきかを示唆している。

　結論としては①復興需要を通じて急速な成長をとげた日本経済は、一応その需要を充たして、戦争の傷跡はなおり、もはや"戦後"経済ではない。(以下略)

第22日

● 次の空欄にあてはまる漢字を書きましょう。

正答率 /20

① 経済白書は、正式には□□経済報告書という。

② 昭和22年片山□□の時から毎年発表された。

③ 経済白書は、総説と各論の□□に分かれている。

④ 経済白書は、日本経済の現状を□□している。

⑤ 経済白書は、今後の経済政策の□□を示唆している。

⑥ 昭和30年度の日本経済は、戦後最良の□□を迎えた。

⑦ 日本経済は復興需要によって□□な発展をとげた。

⑧ 技術の革新と□□化が、日本経済には求められた。

⑨ 技術革新にはさらに□□することが必要だった。

⑩ □□13年に、経済白書は経済財政白書に変更された。

第21日 58ページ ① 標高 ② 調査 ③ 撃退 ④ 帰国 ⑤ 探検 ⑥ 突破 ⑦ 登頂 ⑧ 報告 ⑨ 記事 ⑩ 画期

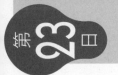

昭和31年(1956年)12月19日(水) 朝日新聞朝刊……… □月□日

●次の文章を声に出して、できるだけ速く、一回くり返して読みましょう。 時刻開始 □分□秒

日本、正式に国連へ加盟

総会一致で可決　賛成七七、欠席一票

　国連総会は十八日午前十一時二分（日本時間十九日午前一時二分）日本の国連加盟を全会一致で可決した。この加盟を祝福する各国代表の喜びの言葉に応えて、日本代表の重光外相は例のツエをひきながら登壇、「日本は国連憲章に決められた義務を履行することを約束する」と誓った。国連総会は、十八日午前十時五十五分（日本時間十九日午前零時五十五分）から開き、十二日の安保理事会で採択された日本加盟案を審議し、その採決を行った。五十一カ国共同提案の日本加盟案を、七十七カ国（ハンガリアと南アフリカ連邦欠席）が全会一致異議なく可決、日本の加盟を決定したわけで、総会は午後一時六分休会した。

時刻終了 □分□秒　所要時間 □分□秒

61

第23日

●次の空欄にあてはまる漢字を書きましょう。

正答率 ／20

① 国[こく]□[さい]連[れん]□[ごう]（国連[こくれん]）は1945年[ねん]10月[がつ]に設立[せつりつ]された。

② 国連[こくれん]は、国連[こくれん]□[けん]□[しょう]に基[もと]づき設立[せつりつ]された。

③ 設立[せつりつ]□[とう]□[じ]の加盟[かめい]国[こく]は51カ国[こく]だった。

④ 国連[こくれん]本部[ほんぶ]はアメリカ□[が]□[しゅう]国[こく]のニューヨークにある。

⑤ 国連[こくれん]の主要[しゅよう]□[き]□[かん]は、総会[そうかい]など6つある。

⑥ 国連[こくれん]総会[そうかい]は、全[ぜん]加盟[かめい]国[こく]の□[だい]□[ひょう]者[しゃ]で構成[こうせい]される。

⑦ 国連[こくれん]総会[そうかい]は、毎年[まいとし]9月[がつ]□[ちゅう]□[じゅん]に開[ひら]かれる。

⑧ 国連[こくれん]事務[じむ]総長[そうちょう]の□[にん]□[き]は5年[ねん]である。

⑨ 国連[こくれん]では、6カ国[こく]語[ご]が□[こう]□[よう]語[ご]として話[はな]されている。

⑩ 日本[にほん]は、80□[ばん]□[め]の加盟[かめい]国[こく]として認[みと]められた。

第22日 60ページ ①年次 ②内閣 ③三部 ④分析 ⑤指針 ⑥繁栄 ⑦急速 ⑧近代 ⑨投資 ⑩平成

62 答えは64ページにあります。

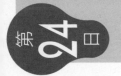

昭和32年(1957年)9月5日(木) 毎日新聞 夕刊

● 次の文章を声に出してできるだけ速く一回くり返して読みましょう。

"東京の人口" 世界一に

ニューヨークやロンドンを抜く

東京都の人口は八月一日現在でついに八百五十万の大台を突破、八百五十一万八千六百二十二人となった。都統計部ではこの数字はこれまで世界第一、二位を占めていたニューヨーク、ロンドン両市の人口を追いぬき、事実上東京が世界第一位になったものとみて、いま両国大使館を通じて照会している。都統計部の調査によると、八月一日現在の都内の世帯数は二百九万九千九百三十八世帯、人口は八百五十一万八千六百二十二人である。これは第一回の国勢調査が行われた大正九年当時の三・三倍にあたり、人口の急減した終戦直後の昭和二十年十一月にくらべ二・八倍に当たっている。男女別は男が女より二十八万三千九百四十四人多く、女百人につき男百六・九人となっている。

第24日

● 次の空欄にあてはまる漢字を書きましょう。

正答率 /20

① 昭和32年に東京都の人口は850万の□□<small>おお・だい</small>を突破した。

② 850万の□□<small>ちょう・じ</small>は、世界1位のニューヨーク市を抜いた。

③ 東京都の人口が□□<small>し・じょう</small>上世界第1位になった。

④ 東京都の□□<small>とう・けい</small>部が都の人口調査を行っている。

⑤ 大正9年にはじめての□□<small>こく・せい</small>調査が行われた。

⑥ 終戦直後には、東京都の人口は□□<small>きゅう・げん</small>した。

⑦ 復員や□□<small>かい・がい</small>からの引き揚げで、都の人口は増加した。

⑧ 戦後、都の人口は、毎年□□<small>へい・きん</small>26万人ずつ増え続けた。

⑨ 男女比□<small>ひ</small>では、女性の人口が□<small>おお</small>かった。

⑩ ニューヨーク市の人口を大使館に□□<small>しょう・かい</small>する。

第23日 62ページ ① 際 合 ② 憲 章 ③ 当 時 ④ 合 衆 ⑤ 機 関
⑥ 代 表 ⑦ 中 旬 ⑧ 任 期 ⑨ 公 用 ⑩ 番 目

64 答えは66ページにあります。

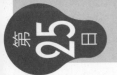

昭和33年(1958年)1月29日(水) 毎日新聞夕刊

「若乃花」横綱に昇進

大相撲初場所で二度目の優勝をとげた大関若乃花は、ついに第四十五代横綱に昇進した。若乃花の横綱問題を最終的に審議する日本相撲協会番付会議は、二十九日午前九時から東京蔵前国技館に、時津風理事長ら勝負検査役以上の全役員が集まって開かれた。席上、まず若乃花の横綱問題が取り上げられ、慎重に検討されたうえ、全員一致で横綱に推挙することに決定した。そして別室に待機していた酒井忠正横綱審議会委員長に、諮問形式で〝若乃花横綱推挙〟に対する意見を求めた。酒井委員長は前夜開かれた横綱審議会を代表して「異論はない」旨を答え、ここに横綱若乃花(二九)が誕生した。(以下略)

第25日

●次の空欄にあてはまる漢字を書きましょう。

正答率 　/20

① 若乃花(わかのはな)は、昭和(しょうわ)33年(ねん)に□□（よこづな）となった。

② 若乃花(わかのはな)は、□□（けいりょう）ながら足腰(あしこし)が強(つよ)かった。

③ 呼(よ)び戻(もど)しが若乃花(わかのはな)の□□（とくい）技(わざ)だった。

④ 栃錦(とちにしき)は、□□（ねっしん）に稽古(けいこ)に取(と)り組(く)んで力(ちから)をつけた。

⑤ 栃錦(とちにしき)と若乃花(わかのはな)はライバル□□（かんけい）であった。

⑥ 若乃花(わかのはな)と栃錦(とちにしき)は、「栃若(とちわか)□□（じだい）」を築(きず)いた。

⑦ 栃錦(とちにしき)は、若乃花(わかのはな)より先(さき)に□□（しょうしん）していた。

⑧ 若乃花(わかのはな)と栃錦(とちにしき)は、名(めい)□□（しょうぶ）を繰(く)り広(ひろ)げた。

⑨ 引退後(いんたいご)、若乃花(わかのはな)は□□（どくりつ）して二子山部屋(ふたごやまべや)を作(つく)った。

⑩ 大関(おおぜき)貴(たか)ノ花(はな)は、若乃花(わかのはな)の□（じつ）の□（おとうと）である。

第24日　64ページ
① 大台　② 数字　③ 事実　④ 統計　⑤ 国勢
⑥ 急減　⑦ 海外　⑧ 平均　⑨ 別多　⑩ 照会

第5週 前頭葉機能検査

I カウンティングテスト

1から120までを声に出してできるだけ速く数えます。数え終わるまでにかかった時間を計りましょう。

☐秒

II 単語記憶テスト

まず、次のことばを、**2分間**で、できるだけたくさん覚えます。

もくば	あいだ	さざえ	ぽぷら	ひよこ	へんじ
りんご	あられ	きこく	くふう	こんぶ	まさつ
てれび	みどり	もぐら	よやく	きろく	るつぼ
ねおん	けしき	ねずみ	りえき	せすじ	じつわ
わさび	えいご	ちくわ	いりえ	わがし	ほくろ

覚えたことばを、裏のページの解答用紙にできるだけたくさん書きます。
2分間で、覚えたことばを、いくつ思い出すことができますか？

第5週

Ⅱ 覚えたことばを、2分間で□に書きましょう。

単語記憶テスト解答欄

正答数

語

Ⅲ 別冊8ページの「ストループテスト」も忘れずに行いましょう。

金田、巨人をひねる

長嶋、4打席オール三振

　金田と長嶋の初の対決は、金田の一方的な勝利に終わった。長嶋は第一打席は2―1後内角高目の速球を空振り、第二打席は2―1、3―1からカーブを空振り、第三打席は三球三振、第四打席は2―1、3―1後ドロップを空振り、四打席全部三振を記録した。この日金田は快調、絶妙のコントロールで変化球を自由自在にあやつっていた。巨人打線はすっかりこのペースに巻き込まれ、六回まで三人ずつ簡単に片づけられた。ことに長嶋に対しては慎重に投げていたようで、公式戦初出場でやや上がり気味、それに第一打席三振でややあせった長嶋を手玉にとった。試合は金田の好投で国鉄が終始押し気味だった。しかし藤田も良く急所を締め、国鉄の雑な試合運びもあって延長戦に持ち込まれた。（以下略）

第26日

正答率 ／20

●次の空欄にあてはまる漢字を書きましょう。

① 長嶋茂雄は立教大学から巨人に□□（にゅうだん）した。

② 長嶋の□□（こうし）戦初出場は、全打席三振だった。

③ 長嶋は金田正一の□□（へんか）球についていけなかった。

④ 試合は、金田と藤田元司の□□（とうしゅ）戦となった。

⑤ 長嶋の1年目の成績は、□（ほん）塁打と打□（てん）の2冠だった。

⑥ 長嶋と王貞治のコンビはO・N□（ほう）と□（よ）ばれた。

⑦ 長嶋は「ミスター」の□□（あいしょう）で親しまれた。

⑧ 通算で、長嶋は□□（しゅい）打者を6回獲得した。

⑨ 長嶋は引退後巨人の監督に□□（しゅうにん）した。

⑩ 平成25年に、長嶋は□□（こくみん）栄誉賞を受賞した。

第25日　66ページ　① 横綱　② 軽量　③ 得意　④ 熱心　⑤ 関係
⑥ 時代　⑦ 昇進　⑧ 勝負　⑨ 独立　⑩ 実弟

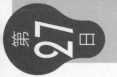

第27日　昭和33年(1958年)12月1日(月)　毎日新聞夕刊………　□月□日

●次の文章を声に出して、できるだけ速く、一回くり返して読みましょう。　音読開始時刻 □分□秒

一万円札が登場

まず15億円・ながめるだけ

　一日、一万円札が発行になった。「大口取引に利用してもらう。一般の給与には使わないように…」と大蔵省から各銀行に指示したとか―。となると、いよいよ庶民には縁遠い存在になるわけだが…。この朝九時、日銀本店へつめかけた市中銀行の係員は七十人でふだんの倍。これが現金輸送車で各銀行の本店へ運ばれ、本店から支店へ渡ったのは早いところは約三十分後。支店の窓口では行員が五千円札と見比べて「大変りっぱです」とまずは好評。銀行内の人たちがまっ先に両替に殺到し「家族に見せてから使います目」と珍しがっていた。（以下略）

音読終了時刻 □分□秒　所要時間 □分□秒

71

第27日

●次の空欄にあてはまる漢字を書きましょう。

正答率　/20

① 一万円札は、日本で最も　□□　な紙幣である。

② 最初の一万円札の肖像は聖徳　□□　だった。

③ 日本銀行が一万円札を　□□　する。

④ 現金　□□　車で、各銀行に一万円札が運ばれた。

⑤ 銀行員は、一万円札の　□□　を眺めた。

⑥ 日本のお札には、偽造　□□　技術が施されている。

⑦ 現金の入った封筒で、　□□　を受け取った。

⑧ 銀行の　□□　は、いつも混雑している。

⑨ 銀行で、一万円札の　□□　をした。

⑩ 現在　□・□　している一万円札の肖像は、福沢諭吉である。

第26日　70ページ　① 入団　② 公式　③ 変化　④ 投手　⑤ 本点
⑥ 砲呼　⑦ 愛称　⑧ 首位　⑨ 就任　⑩ 国民

72　答えは74ページにあります。

第28日

昭和33年(一九五八年)12月23日(火) 朝日新聞 朝刊‥‥‥‥ □月□日

●次の文章を声に出して、できるだけ速く一回くり返して読みましょう。 音読開始時刻 □分□秒

日本アルプスも一望

東京タワーきょう竣工式

高さ三百三十三メートルの東京タワーが、きょう二十三日完工式をあげる。その展望台やエレベーターが二十二日午後、報道関係者に公開された。総工費二十八億円、作業人員は延べ二十万人というこの塔、とくに、展望台までの百二十メートルを一分間であがる快速エレベーターが自慢だそうだ。あまり速いので目を回してはいけないとプラインドがつけてある。

展望台は、二層で各階七百十平方メートルずつ、一時に千人ぐらいのお客さんは軽く収容出来る。ここからは、皇居、東京湾もほんの目と鼻の先の感じ。快晴の日には南は大島から北は筑波、赤城山、西は日本アルプスまで、厚さ五ミリの硬度ガラス越しにながめられるそうだ。ここには三十台の望遠鏡の設備もある。

音読終了時刻 □分□秒 所要時間 □分□秒

73

第28日

● 次の空欄にあてはまる漢字を書きましょう。

正答率 ／20

① 東京タワーの正式名称は日本 □(でん)□(ぱ) 塔である。

② 自立式鉄塔として、当時世界最高の高さを □(こう)□(しん) した。

③ 東京タワーの大展望台は、二階 □(こう)□(ぞう) である。

④ 展望台からは、関東 □(へい)□(や) が一望できる。

⑤ 建築家の内藤多仲が東京タワーを □(せっ)□(けい) した。

⑥ 内藤多仲は、多くの鉄塔を手がけ、塔 □(は)□(かせ) といわれた。

⑦ 東京タワーは、東京の □(かん)□(こう) 名所の一つとなっている。

⑧ 東京タワーは、二色に □(ぬ)り □(わ)けられている。

⑨ □(がい)□(かん) の二色は、航空法で定められている。

⑩ 2013年、東京タワーは国の登録有形 □(ぶん)□(か) 財となった。

第27日 72ページ ① 高額 ② 大手 ③ 発行 ④ 輸送 ⑤ 実物
⑥ 防止 ⑦ 給与 ⑧ 窓口 ⑨ 両替 ⑩ 流通

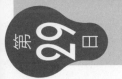

第29日 昭和33年（1958年）12月31日（水）毎日新聞

● 次の文章を声に出して、できるだけ速く、一回くり返して読みましょう。 時刻読開始 □分□秒

さようなら「尺貫法」

あすから「メートル法」

違反者は罰金も

元日からすべての計量単位がメートル法に統一される。長い間使われてきた尺貫法やヤード・ポンド法は法律によって使用を禁止され、いよいよグラム、センチ、リットルの時代になるわけだ。すでに各業界や官公庁はこの一年間にメートル法に切り換えた。しかし中には相変わらず古い計量単位のます、尺、匁、貫、里、升、オンス、ポンド、フィートなどを使う者もあるとみられる。そこで、通産省は各都道府県と協力し、違反者などはきびしく警告し、場合によっては処罰も行なう準備をすすめている。

元日からはデパートも小売商も会社関係もすべて取引にはメートル法以外の単位を使えない。（以下略）

時刻読終了 □分□秒 所要時間 □分□秒

第29日

次の空欄にあてはまる漢字を書きましょう。

正答率　／20

① 計量（けいりょう）の□□（たん・い）が、尺貫法（しゃっかんほう）からメートル法（ほう）にかわった。

② 1尺（しゃく）は1□（すん）の10□（ばい）の長（なが）さ。

③ 尺貫法（しゃっかんほう）は法的（ほうてき）に□□（はい・し）された。

④ 尺貫法（しゃっかんほう）は、日本（にほん）□□（こ・らい）の計量法（けいりょうほう）。

⑤ 各業界（かくぎょうかい）は、メートル法（ほう）への□□（たい・おう）に追（お）われた。

⑥ □□（こう・ぶん）書（しょ）もすべて、メートル法（ほう）に切（き）りかえられた。

⑦ □□（せい・ひん）を販売（はんばい）するときは、すべてメートル表記（ひょうき）となった。

⑧ 家庭（かてい）では、尺貫法（しゃっかんほう）の□□（し・よう）が認（みと）められていた。

⑨ メートル法（ほう）は、十（じっ）□□（しん・ほう）で表（あらわ）されている。

⑩ メートル法（ほう）は、国際（こくさい）□□（ひょう・じゅん）となっている。

第28日　74ページ
①電波　②実現　③構造　④平野　⑤文化
⑥博士　⑦観光　⑧塗分　⑨外観　⑩設計

76　答えは78ページにあります。

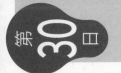

昭和34年（1959年）4月10日（金）読売新聞夕刊………　□月□日

●次の文章を声に出して、できるだけ速く、一回くり返して読みましょう。　時刻開始□分□秒

賢所でおごそかに「結婚の儀」
皇太子、誓いの告文
美智子さん「妃」となる

　皇太子明仁親王と正田美智子さんのご結婚式は、十日午前十時から新緑におう皇居の賢所で、国の行事として古式ゆかしく、優雅かつはなやかに行われた。

　夜来の雨もからりと晴れ上がって珍しいぐらい快晴のこの日、空は青く、透明で、朝から雲一つない日本晴れ。やや強い日ざしは汗ばむほどで、一足とびに初夏が訪れたようだった。この幸運の日、九百七十人の参列者の見守る中で、まず黄丹袍の皇太子さま、次に十二単の美智子さんが、それぞれサカズキに注がれたおミキをのみされた同十時十二分、お二人のご結婚が成立。美智子さんは皇太子妃美智子殿下となった。

（以下略）

時刻終了□分□秒　所要時間□分□秒

第30日

●次の空欄にあてはまる漢字を書きましょう。

正答率 /20

① 結婚式の日の［てん］［き］は、雲一つない快晴だった。

② 皇居の賢所は［しん］［せい］な場所だ。

③ ［はな］［よめ］の美智子さんは十二単を着ていた。

④ 皇太子は、［えい］［えん］のちぎりを誓った。

⑤ 10時すぎに、お二人のご結婚が［せい］［り］した。

⑥ 賢所で結婚の儀が終わるとお二人は［たい］［しゅつ］された。

⑦ 美智子さんの［りょう］［しん］も結婚式に参列した。

⑧ ［おう］［ちょう］絵巻さながらの結婚式だった。

⑨ お二人を乗せた［ば］［しゃ］の行列が沿道をパレードした。

⑩ 沿道に［あつ］まった人々が、お二人を［お］［いわ］いした。

第29日 76ページ ①単位 ②寸倍 ③禁止 ④古来 ⑤対応 ⑥公文 ⑦製品 ⑧使用 ⑨進法 ⑩標準

78　答えは82ページにあります。

第6週 前頭葉機能検査 □月□日

I カウンティングテスト

1から120までを声に出してできるだけ速く数えます。数え終わるまでにかかった時間を計りましょう。

□秒

II 単語記憶テスト

まず、次のことばを、**2分間**で、できるだけたくさん覚えます。

きもち	ごぼう	たいら	しばい	ぴんく	けんさ
おはぎ	せけん	くうき	はしら	おみせ	けいと
いなか	とだな	けがわ	すずめ	ぶどう	きぼう
すりる	ゆかた	かんじ	きほん	かばん	かもめ
もっぷ	ほんや	ぞうり	めろん	せんい	みさき

覚えたことばを、裏のページの解答用紙にできるだけたくさん書きます。
2分間で、覚えたことばを、いくつ思い出すことができますか？

第6週

II 覚えたことばを、2分間で□□に書きましょう。

単語記憶テスト解答欄

正答数
□ 語

（解答欄：3列×10行の空欄）

III 別冊9ページの「ストループテスト」も忘れずに行いましょう。

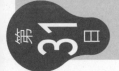

昭和34年(1959年)7月13日(月) 朝日新聞朝刊

●次の文章を声に出してできるだけ速く一回くり返して読みましょう。

田中（聰）嬢が世界新

2分37秒1、二百背泳で

日本選手権水上競技大会最終日は、十二日夜神宮プールで行われ、福岡県筑紫女高二年生の田中聰子選手は、女子二百メートル背泳決勝に、2分37秒1の世界新記録を出した。同選手が昨年つくった2分44秒7の日本記録を破ったばかりでなく、昨年アメリカのクリス・フォンサルツア選手が出した世界記録2分37秒4を破ったもの。日本の女子競泳選手で世界記録をつくったのは昭和八年九月二十日、前畑（現姓兵藤）秀子選手が神宮プールでの記録会（二十五メートルプール）で二百メートル平泳ぎに3分0秒4を出して以来二人目のことである。田中選手はスタートのすべりだしもよく、後半にもピッチの衰えぬ見事な泳ぎだった。

第31日

●次の空欄にあてはまる漢字を書きましょう。

正答率 □/20

① 高校（こうこう）で田中（たなか）聡子（さとこ）選手（せんしゅ）は黒佐（くろさ）年明（としあき）コーチに □□（し・どう）を受（う）けた。

② □□（びょう・き）をきっかけに、田中（たなか）選手（せんしゅ）はスランプに陥（おちい）った。

③ スランプを□□（こく・ふく）し、田中（たなか）選手（せんしゅ）は世界記録（せかいきろく）を樹立（じゅりつ）した。

④ 当時（とうじ）、200m背泳（せおよ）ぎは五輪（ごりん）の□□（せい・しき）種目（しゅもく）ではなかった。

⑤ 田中（たなか）選手（せんしゅ）は、1960年（ねん）ローマ五輪（ごりん）に100m背泳（せおよ）ぎで□□（しゅつ・じょう）。

⑥ 田中（たなか）選手（せんしゅ）は、ローマ五輪（ごりん）で□（どう）メダルに□（かがや）いた。

⑦ 前畑秀子（まえはたひでこ）以来（いらい）、二人目（ふたりめ）の□□（と・し）競泳（きょうえい）メダリストになった。

⑧ 高校（こうこう）3年生（ねんせい）の□□（か・きょ）に、日本中（にほんじゅう）が沸（わ）いた。

⑨ 東京五輪（とうきょうごりん）では田中（たなか）選手（せんしゅ）にメダルの□□（き・たい）がかかった。

⑩ 田中（たなか）選手（せんしゅ）は、4位（い）□□（にゅう・しょう）でメダルには届（とど）かなかった。

第30日 78ページ ① 天気 ② 神聖 ③ 花嫁 ④ 永遠 ⑤ 集成 ⑥ 退出 ⑦ 両親 ⑧ 王朝 ⑨ 馬車 ⑩ 祝立

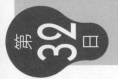

昭和34年(1959年)8月12日(水)読売新聞朝刊

● 次の文章を声に出して、できるだけ速く、一回くり返して読みましょう。

運輸省発表　個人タクシー許可決まる

一人に一台だけ

譲渡、相続は禁止する

　運輸省は白タクの出現をはじめ、問題となっていた大都市のタクシー個人営業を免許することになり、十一日楢橋運輸相が事務当局と打ち合わせのうえ発表した。これは優秀適格者に対し「一人一車制のタクシー事業」を認めたもので、これに基づき東京陸運局は、さきに自動車運送協議会で決めた二千八百両増車の答申があるので、同日個人営業免許申請の公示を行った。申請の締切は九月十日で、同局は道路運送法免許基準で審査のうえ免許するが、東京ではおそくも来春には"個人タクシー"のマークを付けた車が走ることになり、その他の都市でも増車の答申があり次第実現する。

第32日

● 次の空欄にあてはまる漢字を書きましょう。

正答率 /20

① 個人(こじん)タクシーを[けい][えい]する。

② 突然(とつぜん)雨(あめ)が降(ふ)ったため、タクシーに乗(の)って[き][たく]した。

③ タクシーの初乗(はつの)り運賃(うんちん)が[ね][あ]げされた。

④ [や][かん]にタクシーに乗車(じょうしゃ)すると割(わ)り増(ま)し料金(りょうきん)がかかる。

⑤ [でん][わ]でタクシーを呼(よ)んだ。

⑥ タクシーのトランクに[に][もつ]を預(あず)けた。

⑦ 運転免許証(うんてんめんきょしょう)の[こう][しん]手続(てつづ)きをする。

⑧ [えき][まえ]のタクシー乗(の)り場(ば)でタクシーを待(ま)つ。

⑨ 個人(こじん)タクシーが最初(さいしょ)に許可(きょか)されたのは[とう][きょう]だった。

⑩ タクシーメーターを[かく][にん]して、料金(りょうきん)を払(はら)う。

第31日 82ページ　①指導　②病気　③克服　④正式　⑤出場　⑥銅輝　⑦女子　⑧快挙　⑨期待　⑩入場

84　答えは86ページにあります。

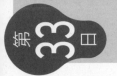

第33日　昭和35年(1960年)2月23日(火)　毎日新聞夕刊………

●次の文章を声に出してできるだけ速く一回くり返して読みましょう。　時刻読開始　分　秒

美智子妃、男子ご出産

午後四時十五分に

喜びの「世継ぎの宮」

皇位継承順位は第二位

　お生まれになったお子さまは、いうまでもなく皇太子さまのご長男（第一男子）。皇太子さまのつぎに天皇の位につかれる方である。わが国の皇室では、明治以後の皇室典範、あるいは新憲法と同時に定められた新しい皇室典範によっても〝女帝〟は認めていない。したがって新しい世継ぎ、つまり男児のご出生は、皇太子ご夫妻はもちろん、天皇ご一家から熱望されて期待されていた。美智子さまはこうした期待にこたえられて、無事男のお子さまを安産された。〝大役を果たされた〟といってもよい。お子さまは七日目の二十九日、ご命名によって宮号とお名前がきまる。（以下略）

時刻読終了　分　秒　　所要時間　分　秒

第33日

● 次の空欄にあてはまる漢字を書きましょう。

正答率 ／20

① 美智子(みちこ)さまは、宮内庁(くないちょう)□□(びょう・いん)でご出産(しゅっさん)された。

② 午後(ごご)4□(じ)10□(ふん)に親王(しんのう)がご誕生(たんじょう)になられた。

③ 美智子(みちこ)さまは、□□(ぶ・じ)に安産(あんざん)された。

④ お子(こ)さまは、皇太子(こうたいし)さまのご□□(ちょう・なん)。

⑤ お子(こ)さまは、□(てん)皇(のう)のお□(まご)さん。

⑥ 皇位(こうい)□□(けい・しょう)の順位(じゅんい)は、第(だい)2位(い)である。

⑦ お子(こ)さまのお□□(な・まえ)は、7日(か)目(め)に決(き)まる。

⑧ 皇室(こうしつ)典範(てんぱん)では、□(し)帝(てい)は□(みと)められていない。

⑨ お母(か)さまなどに□□(み・まも)られながら、美智子(みちこ)さまは休(やす)まれた。

⑩ 美智子(みちこ)さまは、□□(たい・やく)を果(は)たされた。

第32日 84ページ　①経営　②移動　③値上　④夜間　⑤電話
⑥荷物　⑦更新　⑧駅前　⑨東京　⑩確認

第34日 昭和35年（1960年）8月7日（日）毎日新聞 ……………… □月□日

●次の文章を声に出してできるだけ速く、一回くり返して読みましょう。　時音読開始 □分□秒

ウインキー・ブーム　朝六時からデパートに行列

午前十時デパートのドアがあくと、待ち構えていた数十人、ときには数百人の若い女性が髪をふりみだして、エレベーターにも乗らず、階段を一気に四階か五階のおもちゃ売り場にかけ上ってゆく…。こんな"真夏の狂騒曲"めいた光景が最近までどのデパートでも見られました。例の"だっこちゃん"……ウインキー人形を手に入れようというのです。

このごろはデパートでは整理券を前もって渡してこんな混乱を避けていますが、これはその整理券をもらおうと、早い人は六時ごろからドアの前に行列を作っています。ある日この列の人をかぞえてみたら二百人を越えていましたが、整理券にありつけたのは八十人ばかり、とにかくメーカーの方が間に合わなくて一日百個以上納めるのはむずかしいのだそうです。

（以下略）

時音読終了 □分□秒　所要時間 □分□秒

第34日

●次の空欄にあてはまる漢字を書きましょう。

正答率 /20

① だっちゃんの正式名称は、ワインキーという。
（にん・ぎょう）

② □□をいれてだっちゃんを膨らませる。
（くう・き）

③ だっちゃんは、大量□□することができなかった。
（せい・さん）

④ だっちゃんは、日本中にブームを□き□こした。
（ま・お）

⑤ だっちゃんを□に□つかせる。
（う・だ）

⑥ □□からデパートの前に行列ができた。
（そう・ちょう）

⑦ お客はおもちゃ□り□に殺到した。
（う・ば）

⑧ だっちゃんの□□品が見かけられた。
（だい・よう）

⑨ だっちゃんの現物にありつけたお客は□□びした。
（おお・よろこ）

⑩ だっちゃんは海外に□□もされた。
（ゆ・しゅつ）

第33日 86ページ ①病院 ②時間分 ③無事 ④長男 ⑤天孫 ⑥継承 ⑦名前 ⑧女認 ⑨見守 ⑩大役

88 答えは90ページにあります。

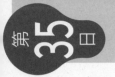

第35日 昭和36年(1961年)3月4日(土) 毎日新聞

大商社も本格的に
好調のインスタント食品

「インスタント」の時流にのって、総合商社のインスタント食品は昨年来好調な売れ行き、このため今春からさらに数種の新製品を用意するなど、各社のインスタント競争はいよいよ本格化してきた。

アイデア競争〝激化〟

最も積極的な商社は丸紅飯田と伊藤忠商事で、丸紅飯田は昨年四月、リーダース食品に設備いっさいを入れての乗り出した。粉末ポテト（ジャガイモの乾燥粉末）の生産に日産十五トンの生産も注文に追いつけぬ好調さで、四月から生産設備を日産二十二三十トンに増やしてフル操業する。また昨春始めたラーメンに本年二月から、さらにカレーを加えた新製品を出した。

（以下略）

第35日

●次の空欄にあてはまる漢字を書きましょう。

正答率 　／20

① インスタント食品は、□(そく)□(せき)食品ともいう。

② インスタント食品は、長期□(ほ)□(ぞん)ができる。

③ □(かん)□(たん)な方法で、インスタント食品は飲食できる。

④ インスタントのコーヒーやラーメンが□(りゅう)□(こう)した。

⑤ 食品業界は、□(ちゅう)□(しょう)企業が多かった。

⑥ 総合商社がインスタント食品に□(しん)□(しゅつ)した。

⑦ 総合商社各社が新商品を□(はつ)□(ばい)した。

⑧ インスタント食品の売り上げは、各社□(こう)□(ちょう)である。

⑨ 代理店契約を結んで、商品を海外から□(か)□(い)入れた。

⑩ 総合商社同士の□(きょう)□(そう)が激しくなった。

第34日 88ページ ① 人形　② 空気　③ 生産　④ 大巻起　⑤ 腕抱
⑥ 早朝　⑦ 売場　⑧ 代用　⑨ 大喜　⑩ 輪出

第7週 前頭葉機能検査 □月□日

I カウンティングテスト

1から120までを声に出してできるだけ速く数えます。数え終わるまでにかかった時間を計りましょう。

□秒

II 単語記憶テスト

まず、次のことばを、**2分間**で、できるだけたくさん覚えます。

おどり	たいぷ	おばけ	よぼう	にもの	こあら
あっぷ	たぬき	だいく	よげん	いのち	だんち
べんり	らくご	ゆとり	せいぎ	うさぎ	きてき
ろくろ	あたり	かめん	きたい	いとこ	しごと
せいと	ぱせり	こども	じえい	たいや	きあつ

覚えたことばを、裏(うら)のページの解答用紙にできるだけたくさん書きます。
2分間で、覚えたことばを、いくつ思い出すことができますか？

第7週

Ⅱ 覚えたことばを、2分間で □□□ に書きましょう。

単語記憶テスト解答欄

正答数
□ 語

Ⅲ 別冊10ページの「ストループテスト」も忘れずに行いましょう。

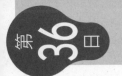

第36日　昭和36年（1961年）4月12日（水）朝日新聞夕刊……… 　月　日

●次の文章を声に出してできるだけ速く一回くり返して読みましょう。　音読開始時刻　分　秒

ソ連人工衛星に成功

ガガーリン空軍少佐乗り込む

重さ四千七百キロ、軌道回る

　十二日のモスクワ放送は、同日午前十時二分（日本時間午後四時二分）ソ連が十二日人類最初の人間の宇宙飛行に成功した、と次のように発表した。

　タス通信の発表全文次の通り。

　一、四月十二日、ソ連は人間の乗り込んだ世界最初の人間衛星船「東方号」＝ボストーク」を地球周辺の軌道に打ち上げた。人間衛星船「東方号」の宇宙飛行士はソ連市民「ユーリ・アレクセービッチ・ガガーリン」空軍少佐である。多段式宇宙ロケットの発進は成功裏に行われた。そして第一宇宙速度を得、また推進ロケットが、最終段階から離脱した後、人間衛星船は地球周辺の軌道に沿って、自由な飛行を開始した。

（以下略）

音読終了時刻　分　秒　　所要時間　分　秒

第36日

●次の空欄にあてはまる漢字を書きましょう。

① ガガーリンは、ソ連の□□だった。(えいゆう)

② ガガーリンは、史上初めての□□飛行を体験した。(うちゅう)

③ ガガーリンの乗る衛星船は、□□圏外を飛行した。(たいき)

④ ボストークは、1□□48分飛行した。(じかん)

⑤ ボストークは、地球を一周して□□した。(きかん)

⑥ ガガーリンは、無事に□□予定地についた。(ちゃくりく)

⑦ ガガーリンは、「地球は□かった」と□えた。(あお／こた)

⑧ 1962年にガガーリンは、□□使節として来日した。(しんぜん)

⑨ ガガーリンは、後輩の□□に努めた。(ようせい)

⑩ 1968年ガガーリンは、□□中に事故死した。(くんれん)

第35日 90ページ ①即席出席 ②発売保存 ③好簡単調 ④流行 ⑤中小
⑥進出 ⑦発売 ⑧好調 ⑨仕入 ⑩競争

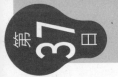

昭和36年(1961年)6月14日(水) 朝日新聞朝刊

●次の文章を声に出してできるだけ速く、1回くり返して読みましょう。

喜ぶオートバイ業界

マン島国際レースに圧勝

十二日、英国のマン島で開かれた国際オートバイ・レースで日本側が圧勝した。マン島レースといえば世界で一番権威のあるレース。ここで勝ったメーカーは、その年の世界市場をおさえるといわれているだけに、日本小型自動車工業会は「これで日本の二輪車は名実ともに世界一になった」と手放しの喜び方。

一二五cc車で一位から五位までは本田技研、八位も本田、このレース初出場のヤマハ発動機も十、十二、十八位にくいこんだ。二五〇cc車では一位から五位までで本田、六位はヤマハ、鈴木自動車も十、十二位を占めた。昨年はイタリアのアグスタ社、東独のM・Z社が一、二位だったが、今年は日本がみごとに追い抜いたもの。（以下略）

第37日

● 次の空欄にあてはまる漢字を書きましょう。

正答率 ／20

① マン島はアイリッシュ海［ほく］［ぶ］にある島である。

② 国際オートバイ・レースはマン島内の［こう］［どう］で行われる。

③ オートバイのレースとしては［もっと］も［ふる］い歴史を持つ。

④ レースは、毎年5月［げ］旬から6月［じょう］旬に開催される。

⑤ レースのコースは［い］［しゅう］約60km（キロメートル）である。

⑥ コースの［えん］［どう］には、観客が集まり観戦する。

⑦ レースは、タイムトライアル［けい］［しき］で行われる。

⑧ 大会期間中は、一般車両の通行が［ふう］［さ］される。

⑨ 当時、二輪車業界は海外市場進出を［けい］［かく］していた。

⑩ 1977年［い］［こう］マン島レースは世界選手権から外された。

第36日 94ページ　①軍人　②宇宙　③大気　④時間　⑤帰還　⑥着陸　⑦宣伝　⑧親善　⑨養成　⑩訓練

答えは98ページにあります。

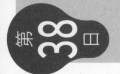

昭和36年(1961年)10月2日(月) 毎日新聞 夕刊……… 　月　日

●次の文章を声に出してできるだけ速く、一回くり返して読みましょう。　音読開始時刻　分　秒

柏・鵬時代ふみ出す

雨のなか堂々の手数入り

　新横綱大鵬、柏戸の横綱推挙式が一日朝明治神宮で行われ、降りしきる雨のなか、約三千人のファンが"柏鵬時代"のスタートを祝福した。

　推挙式は午前九時二十分、拝殿で行われ、大鵬、柏戸の両力士に、相撲協会時津風理事長から推挙状が、ついで熊本の吉田司家、後見人の吉田季雄氏から、故事伝書と横綱がそれぞれ授けられた。

　協会側から時津風理事長ら取締役、力士会を代表して先輩横綱若乃花、横綱審議会酒井忠正委員長ら、家族代表の大鵬の親、姉、柏戸の両親らも初めて列席した。（以下略）

音読終了時刻　分　秒　所要時間　分　秒

97

第38日

●次の空欄にあてはまる漢字を書きましょう。

正答率 /20

① 新横綱大鵬・柏戸の横綱推挙式が □□（せい）（だい）に行われた。

② 明治神宮は、□（あ）が□（ふ）っていた。

③ 集まった相撲ファンが、二人を□□（しゅく）（ふく）した。

④ 横綱審議会□□（い）（いん）長らが、式に参加した。

⑤ 二人の式には、それぞれの家族の代表も□□（れっ）（せき）した。

⑥ 日本相撲協会の□□（り）（じ）長から書状が手渡された。

⑦ 両横綱は拝殿前で□□（りき）（かん）あふれる手数入りを見せた。

⑧ 大鵬時代は、相撲の□□（おう）（ごん）時代といわれる。

⑨ 柏戸の相撲は□□（ごう）（かい）だった。

⑩ 柏戸は、立ち合いから、□□（いっ）（き）に攻めた。

第37日 96ページ ① 北部 ② 公道 ③ 最古 ④ 下上 ⑤ 一周 ⑥ 沿道 ⑦ 形式 ⑧ 封鎖 ⑨ 計画 ⑩ 以降

答えは100ページにあります。

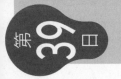

昭和36年(1961年)12月3日(日) 読売新聞夕刊

● 次の文章を声に出してできるだけ速く、一回くり返して読みましょう。

世界柔道選手権 ヘーシンク(オランダ)初優勝

神永、古賀、曽根を破る

パリのクーベルタン・スタジアムで行われた第三回世界柔道選手権大会の王座は、神永、古賀、曽根と日本三選手をなぎたおしたオランダのアントン・ヘーシンク(二八)の頭上にかがやいた。

二日午後三時(日本時間同十一時)から開始された試合は、三回戦を終わっていったん休憩。ベスト八人による準々決勝以降は午後九時(日本時間三日午前五時)から再開された。ヘーシンクは圧倒的な強豪ぶりを示した。準々決勝で日本最大の実力者神永五段を判定(主審は神永、副審二人はヘーシンク)に降し、準決勝では5分で古賀四段を内またに、決勝で選手権保持者の曽根六段を7分50秒で押えこみ、堂々たる初優勝ぶりだった。

第39日

● 次の空欄にあてはまる漢字を書きましょう。

正答率 /20

① くーシンクは□□[しんちょう]198cmの柔道家[じゅうどうか]。

② 柔道[じゅうどう]は、日本[にほん]のお□□[いえげい]だった。

③ くーシンクは日本人[にほんじん]□□[いがい]で初[はじ]めの世界選手権優勝者[せかいせんしゅけんゆうしょうしゃ]。

④ くーシンクの柔道[じゅうどう]は、□□[あいて]を圧倒[あっとう]した。

⑤ くーシンクは神永昭夫[かみながあきお]に□□[はんてい]勝[が]ちした。

⑥ 神永[かみなが]は、日本人[にほんじん]の□□[じつりょく]者[しゃ]だった。

⑦ くーシンクは世界選手権[せかいせんしゅけん]□□[ほじ]者[しゃ]の曽根康治[そねこうじ]にも勝[か]った。

⑧ 東京五輪[とうきょうごりん]で、柔道[じゅうどう]は五輪[ごりん]の正式[せいしき]□□[しゅもく]になった。

⑨ 東京五輪[とうきょうごりん]でくーシンクは無[む]□□[さべつ]級[きゅう]の金[きん]メダルを獲得[かくとく]。

⑩ くーシンクは、カラー柔道着[じゅうどうぎ]の□□[どうにゅう]を提案[ていあん]した。

第38日 98ページ　①盛大　②雨降　③祝福　④委員　⑤一列
⑥理事　⑦力感　⑧黄金　⑨豪快　⑩一気　席

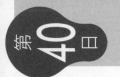

第40日 昭和37年（1962年）1月14日（日）毎日新聞夕刊……… 　月　日

●次の文章を声に出して、できるだけ速く、二回くり返して読みましょう。　音読開始時刻　分　秒

毎日スポーツ賞に輝く　日紡貝塚チーム

精神力で世界一に

30年の遅れを取り戻す

　バレーボールの日紡貝塚の名は、東京オリンピックへ前進をつづける日本スポーツ界に一つの指針を与えた。昨年の欧州遠征でソ連、チェコなどの強豪をくだし、22戦全勝の輝かしい業績で"毎日スポーツ賞"を受賞の栄誉になったのも当然。そのかげには血のにじむような努力がひそめられていた。表彰式（十三日）のあと、大松監督は「ただ不断の努力、すなわち練習と不屈の精神力あるのみ」と強くいい切っていたが、この大松監督の指導方針がチームをつらぬいている。さらに前進をめざし、日紡貝塚の"チーム作り"はつづけられ、寸刻を惜しむかのように、晴れの表彰式の夜もきびしい練習に打ち込んでいた。（以下略）

音読終了時刻　分　秒　　所要時間　分　秒

第40日

●次の空欄にあてはまる漢字を書きましょう。

正答率 /20

① 日本のバレーボールは、9□□（に・せい）が中心だった。

② 日本のバレーボールは、□□（こ・さい）レベルから遅れていた。

③ 日紡貝塚チームは3年で遅れを□（と）り□（もど）した。

④ 日紡貝塚は、欧州遠征で、22□□（れん・しょう）した。

⑤ 日紡貝塚は「□□（とう・よう）からきた魔女」と評された。

⑥ 日紡貝塚の猛練習は□□（ゆう・めい）だった。

⑦ 日紡貝塚の選手は、□□（はん・ぷく）練習で力をつけていった。

⑧ 練習の大半は、同じ□□（どう・さ）の繰り返しだった。

⑨ 選手は、練習で□□（しゅ・び）の範囲を少しずつ広げていった。

⑩ □□（ひょう・しょう）式のあとも、選手たちは練習した。

第39日 100ページ ① 身長 ② 家芸 ③ 以外 ④ 相手 ⑤ 判定
⑥ 実力 ⑦ 保持 ⑧ 種目 ⑨ 差別 ⑩ 導入

第8週 前頭葉機能検査 ……………… □月□日

I カウンティングテスト

1から120までを声に出してできるだけ速く数えます。数え終わるまでにかかった時間を計りましょう。

□ 秒

II 単語記憶テスト

まず、次のことばを、**2分間**で、できるだけたくさん覚えます。

おくら	うわぎ	べると	りずむ	おんぶ	てんぐ
そうち	ねがお	なごり	こくご	めだか	にしん
かいが	やすり	いじん	あした	なまず	すきま
えのき	りふと	ちぇろ	ぺだる	ひんと	よさん
らくだ	あくび	なっつ	こうら	とんび	よなか

覚えたことばを、裏のページの解答用紙にできるだけたくさん書きます。
2分間で、覚えたことばを、いくつ思い出すことができますか？

第8週

Ⅱ 覚えたことばを、2分間で ☐ に書きましょう。

単語記憶テスト解答欄

正答数

☐ 語

Ⅲ 別冊11ページの「ストループテスト」も忘れずに行いましょう。

第41日　昭和37年（一九六二年）2月一日（木）　朝日新聞朝刊‥‥‥‥　□月□日

●次の文章を声に出して、できるだけ速く、一回くり返して読みましょう。　音読開始時刻□分□秒

一千万人を越える　東京都の常住人口

東京都統計部は三十一日の「東京の常住人口（夜間人口）は、二月一日午前中で推計一千万人を突破し、世界最初の〝一千万都市〟が誕生する」と発表した。

近県から都内への通勤者を含めた昼間人口は、さる三十五年十月の国勢調査のとき一千万人を突破している。

今度は東京に住んでいる都民の実数が一千万人を越えたわけで、第二位ニューヨーク市の七百七十八万人（一九六〇年国連調査）を引きはなすマンモス都市になるという。

同部の調べによると、東京の人口は戦時中の昭和十七年七百三十五万人を越えて最高記録をつくったが、戦争の混乱で激減し、終戦時の二十年には三百四十八万八千三百人と、大正九年の人口数以下になった。

（以下略）

音読終了時刻□分□秒　所要時間□分□秒

第41日

正答率 □/20

● 次の空欄にあてはまる漢字を書きましょう。

① 常住人口とは、（こう）□常（きょ）□住している人口のこと。

② 東京都の常住人口が（すい）□（けい）□一千万人を突破した。

③ 東京都には、近県から通（きん）□・通（がく）□する人が多い。

④ 東京都は、転（しゅつ）□する人よりも転（にゅう）□する人が多い。

⑤ 産業が発達しているため、都民の（しょ）□（とく）□は概ね高い。

⑥ 製造業やサービス業に（しゅう）□（しょく）□する人が多かった。

⑦ 東京都の人口は（さい）□（げん）□なく増えると思われた。

⑧ 人口増は、東京都に交通渋滞など（なん）□（だい）□を生み出した。

⑨ 東京都は、交通（じ）□（こ）□の件数も増えていた。

⑩ 東京都には、住宅の数が（ふ）□（そく）□していた。

第40日 102ページ

① 人　制　② 国際　③ 動　取　戻　④ 守　連　勝　⑤ 東　洋
⑥ 有　名　⑦ 反　復　⑧ 動　作　⑨ 守　備　⑩ 表　彰

答えは108ページにあります。

おにぎやかに「ツイスト」デモ

新しい踊り「ツイスト」のデモンストレーションが、このほど銀座のあるホールで行われた。「ツイスト」にもっとも積極的な渡辺プロダクション、キング・レコードがそれぞれタレントをおくりこんで、何とかこの波をもりあげようというわけである。「ツイスト」は「ドドンパ」とは意味がちがう。「ドドンパ」は新しいリズムの形であり、それにともなって踊りが生まれた。これに対して「ツイスト」は、いわゆるリズム・アンド・ブルースの音楽に新しい踊り方が生まれたということなのである。「踊り方」といっても、実際は「動き方」だ。昨年暮れにやってきたザ・プラターズはツイストのことを「バス・タオルを両手でもって背中を洗うときの動作」と笑っていたし、背中がかゆいときの身のこなしとひやかす人もいる。(以下略)

第42日

●次の空欄にあてはまる漢字を書きましょう。

正答率 /20

① 戦後、□□（しゃこう）ダンスがブームになった。

② ツイストは60年代□□（せんぱん）に流行した。

③ ツイストは、□□（べいこく）で生まれた。

④ □□（こくたん）ミュージシャンがツイストを生み出した。

⑤ ツイストは□□（おんがく）に合わせて、腰をひねる。

⑥ デモンストレーションに歌手とバンドが□□（しゅうえん）した。

⑦ リズムに合わせて、□□（てあし）を振った。

⑧ □□（だんじょ）は、互いに離れたままツイストを踊る。

⑨ ツイストの普及に□□（せつやく）的な芸能のプロダクション。

⑩ バンドもお客も□（の）り□（みだ）れて、ツイストを踊った。

第41日 106ページ
① 平居　② 推計　③ 勤学　④ 出入　⑤ 不所得
⑥ 就職　⑦ 際限　⑧ 難題　⑨ 事故　⑩ 足所

108　答えは110ページにあります。

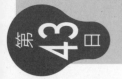

第43日 昭和37年(1962年)8月13日(月) 朝日新聞夕刊 ……… ☐月☐日

●次の文章を声に出してできるだけ速く一回くり返して読みましょう。時音読開始 ☐分☐秒

太平洋を単独横断

大阪の青年 ヨットでシスコ湾着

全長六メートルたらずの小型ヨット"マーメイド号"に乗って、太平洋単独横断を目ざした大阪の堀江謙一君(二三)が、十二日午後サンフランシスコ湾に着いた。堀江君は、大阪市福島区海老江中三に住む、自動車修理業。五月十二日西宮ヨットハーバーを出たもので、三カ月の大航海だった。予定の八十日間が過ぎても消息のないため、家族から届けが出ていた。

五回も大シケにあう

堀江君の話 途中で五回も大シケにぶつかった。飲料水二十リットル、米四十キロ、かんづめ二百個を積み込んで出発したが、航海中は雨水も集めた。魚はとらなかった。

第43日

●次の空欄にあてはまる漢字を書きましょう。

正答率 ／20

① 堀江謙一は、高校時代ヨット部の□□（しゅしょう）をつとめていた。

② サンフランシスコに着いた堀江は、とても□□（げんき）だった。

③ マーメイド号は、日本の□□（こっき）を掲げていた。

④ マーメイド号には、無電の□□（はっしん）機はついていなかった。

⑤ 100日分の食糧がマーメイド号には□（つ）み□（こ）まれていた。

⑥ 堀江は、□□（りょけん）（パスポート）を持っていなかった。

⑦ 手続きのため、堀江は日本の□□（りょうじ）館に行った。

⑧ 堀江の挑戦を父親は□□（はんたい）していた。

⑨ 無事の□□（れんらく）を受けた堀江の家族は大喜びした。

⑩ 1974年堀江は、単独・無寄港で世界一周を□□（たっせい）した。

第42日 108ページ ① 社交 ② 前半 ③ 米国 ④ 黒人 ⑤ 音楽 ⑥ 出演 ⑦ 手足 ⑧ 男女 ⑨ 積極 ⑩ 入乱

110 答えは112ページにあります。

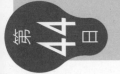

昭和37年(1962年)8月30日(木) 毎日新聞朝刊

伊藤博文を採用

新千円札 来夏から印刷

大蔵省は二十九日、三十八年中に発行する予定の新千円札の肖像を、伊藤博文(現在は聖徳太子)にすることを決め、発表した。伊藤博文の肖像が紙幣の人物案に採用されるのは初めて、明治時代の人物としては岩倉具視(五百円札)板垣退助(百円札)に続いて三人目。

新千円札はこのところ続発するニセ千円札対策の意味を含めて発行が急がれているもので、同省では三十八年七月までには、来る八月から印刷を始め、同年中に発行、四十年末までには、現行千円札と全部入れ替える方針である。図案はまだ最終的に決定されていないが、肖像は現行千円札同様右すみにおかれ、やや大きくなる予定。

(以下略)

第44日

●次の空欄にあてはまる漢字を書きましょう。

正答率 ／20

① 1963年から千円札の□□が伊藤博文となった。

② 伊藤が紙幣の□□案になったのは初めてだった。

③ 千円札の□□には、日本銀行が描かれていた。

④ 千円札の□□には、15色が使われた。

⑤ 伊藤は、山口生まれの□□家。

⑥ 伊藤は、松下村塾で学び倒幕□□に加わった。

⑦ 伊藤は、□□の制定に当たった。

⑧ 伊藤は、初代の内閣□□大臣を務めた。

⑨ 枢密院と貴族院の□□にも、伊藤は就任した。

⑩ 1984年からの千円札には□□漱石が描かれた。

第43日 110ページ
⑥ 旅券　⑦ 領事　⑧ 反対　⑨ 連絡　⑩ 達成
① 主将　② 元気　③ 国旗　④ 発信　⑤ 積込

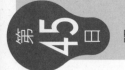

第45日　昭和37年(1962年)8月30日(木)　毎日新聞夕刊……　　月　　日

●次の文章を声に出して、できるだけ速く一回くり返して読みましょう。　時刻音読開始　　分　　秒

国産一号機YS11型飛ぶ　スマート・双発60人乗り

国産の双発旅客機が三十日、戦後十七年ぶりにはじめて日本の空を飛んだ。日本航空機製造会社の六十人乗り「YS-11」で、翼をもぎとられた日本航空史上の新しいページを歩み出した。

午前六時すぎ、新三菱重工小牧飛行場に、真っ白な胴体にブルーの横線を配した、双発六十人乗りの同機がスマートな姿を見せた。午前七時二十一分、最後の点検を終わると、近藤計三機長（四四）長谷川栄二副操縦士（三九）が乗り込み、設計者の大田日航製企画部長らが見守るなかを離陸。

機は空港上空を一周、四日市—横須賀と伊勢湾上空を高度約三千メートルで旋回、この間水平、失速などのテストを行い、同八時十七分名古屋空港に着陸した。

（以下略）

時刻音読終了　　分　　秒　所要時間　　分　　秒

第45日

正答率 /20

● 次の空欄にあてはまる漢字を書きましょう。

① YS11型（がた）は、□□型（がた）の旅客機（りょかっき）である。
（りょう・さん）

② 国内（こくない）のメーカーが□□してYS11型（がた）を作（つく）った。
（きょう・りょく）

③ □□のエンジンだけで、YS11型（がた）は離着陸（りちゃくりく）できる。
（かた・はう）

④ 東京（とうきょう）オリンピックの□□をYS11型（がた）は輸送（ゆそう）した。
（せい・か）

⑤ 滑（かっ）□□からYS11型（がた）が飛（と）び立（た）った。
（そう・ろ）

⑥ 国内（こくない）では、□□航空会社（こうくうがいしゃ）がYS11型（がた）を購入（こうにゅう）した。
（みん・かん）

⑦ 外国（がいこく）からもYS11型（がた）の□□が入（はい）った。
（ちゅう・もん）

⑧ YS11型（がた）は、航空会社（こうくうがいしゃ）だけでなく□□でも使（つか）われた。
（かん・ちょう）

⑨ 後年（こうねん）□□のため、YS11型（がた）の製造（せいぞう）は打（う）ち切（き）られた。
（あか・じ）

⑩ 国内航空会社（こくないこうくうがいしゃ）の□□も2006年（ねん）に打（う）ち切（き）られた。
（うん・こう）

第44日 112ページ ① 肖像 ② 人物 ③ 裏面 ④ 印刷 ⑤ 政治 ⑥ 運動 ⑦ 憲法 ⑧ 総理 ⑨ 議長 ⑩ 夏目

答えは118ページにあります。

第9週 前頭葉機能検査　　　　　　　　☐月☐日

Ⅰ カウンティングテスト

1から120までを声に出してできるだけ速く数えます。数え終わるまでにかかった時間を計りましょう。

☐秒

Ⅱ 単語記憶テスト

まず、次のことばを、**2分間**で、できるだけたくさん覚えます。

しばふ	はやし	のうど	でぐち	ぬいめ	はかま
せかい	とうげ	かびん	へきが	みやげ	おかし
たいし	やたい	けむし	おでこ	めがみ	つぼみ
おやこ	こっぷ	げんご	めいく	いるい	ねだん
どうろ	そうじ	にほん	ぽんぷ	うえき	ふうふ

覚えたことばを、裏のページの解答用紙にできるだけたくさん書きます。
2分間で、覚えたことばを、いくつ思い出すことができますか？

Ⅱ 覚えたことばを、2分間で ☐ に書きましょう。

第9週

単語記憶テスト解答欄

正答数

☐ 語

Ⅲ 別冊12ページの「ストループテスト」も忘れずに行いましょう。

第46日　昭和37年（一九六二年）9月6日（木）毎日新聞 ……………□月□日

● 次の文章を声に出して、できるだけ速く、一回、くり返して読みましょう。　時音読開始□分□秒

金田、ついに世界新樹立

三五〇九個目、坂崎から

三振奪取　ジョンソン破る

総計三五一四個に

国鉄スワローズの金田正一投手は五日夜、後楽園球場で行われた国鉄・巨人27回戦に先発投手として登板、一回表二死後、坂崎を2―1―0からカラ振りの三振にうちとった。これは同投手が二十五年八月二十三日、対広島11回戦で樋笠を三振にうちとってから通算三五〇九個目の奪三振で、ウォルター・ジョンソン投手が一九〇七年―一九二七年間にあげた三五〇八個を破る世界新記録である。またこれは十三年間にわたって、七二一試合、四三三八1/3イニング目の快挙である。金田投手はこの試合で合計六つの三振を奪って、奪三振三五一四個を記録した。

時音読終了□分□秒　　所要時間□分□秒

第46日

●次の空欄にあてはまる漢字を書きましょう。

正答率 /20

① 金田正一は、□□で左腕の投手。

② 金田は、□□とカーブが得意だった。

③ 世界記録□□の瞬間を、観客は待ち望んでいた。

④ 巨人は、新記録をはばもうと□□だった。

⑤ 巨人は、□□6つの三振を金田に奪われた。

⑥ 金田投手は、□□試合も記録していた。

⑦ 巨人に移籍後、金田投手は□□400勝を達成した。

⑧ 金田は、944試合に□□し、4490の奪三振を記録した。

⑨ 金田は、□□勝利を3回獲得している。

⑩ 1988年に金田は□□入りを果たした。

第45日 114ページ
⑥ 民間　① 量産　⑦ 注文　② 協力　⑧ 官庁　③ 片方　⑨ 赤字　④ 聖火　⑩ 運用　⑤ 走路

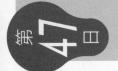

第47日 昭和37年（1962年）10月11日（木）読売新聞朝刊……… 　月　日

●次の文章を声に出してできるだけ速く一回くり返して読みましょう。　音読開始 　分　秒

8年ぶりの王座奪回 世界フライ級

初の10代チャンピオン誕生

ファイティング原田はついに世界フライ級の王座を奪って、日本ボクシング界の夢を実現、また世界初の10代チャンピオンとなった。原田ははじめから猛襲をつねに先制攻撃をかけて、チャンピオンのポーン・キングピッチを十一回みごとKOに破った。キングピッチはこれが四度目のタイトル・マッチで、パスカル・ペレス（アルゼンチン）関光徳（新和）野口恭（野口）と退けたが、原田の闘志あふれる攻撃の前についに屈伏した。白井義男がペレスにタイトルを奪われたのが昭和二十九年十一月、八年間の空白と五度にわたる敗退ののちの快挙である。（以下略）

音読終了 　分　秒　所要時間 　分　秒

第47日

正答率 /20

●次の空欄にあてはまる漢字を書きましょう。

① フアイテイング原田(はら だ)は、世界王者(せ かい おう じゃ)ボーンに□□(ちょう せん)した。

② 原田(はら だ)は、□□(し じょう)最年少(さい ねん しょう)で世界王者(せ かい おう じゃ)となった。

③ 原田(はら だ)は、□ち□(も...まえ)のラッシュ攻撃(こう げき)でボーンを圧倒(あっ とう)した。

④ 第1(だい)ラウンドから、原田(はら だ)は□□(せい りょく)的(てき)にラッシュした。

⑤ 原田(はら だ)のストレートが、見事(み ごと)にボーンの□□(がん めん)に決(き)まった。

⑥ 原田(はら だ)の先制攻撃(せん せい こう げき)にボーンは□□(え...わく)した。

⑦ ボーンの□□(たい せい)が整(ととの)わないうちに、原田(はら だ)は攻撃(こう げき)した。

⑧ ボーンに□ち□(た...なお)るチャンスはなかった。

⑨ 試合(し あい)は原田(はら だ)の□□(かん ぜん)の勝利(しょう り)だった。

⑩ 原田(はら だ)はバンタム級(きゅう)に□□(て こう)し、2階級(かい きゅう)を制覇(せい は)した。

第46日 118ページ
① 長身 全身　② 速球　③ 樹立　④ 懸命　⑤ 合計
⑥ 完全　⑦ 通算　⑧ 登板　⑨ 最多　⑩ 殿堂

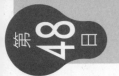

第48日 昭和38年（1963年）5月27日（月）読売新聞 朝刊……… □月□日

●次の文章を声に出してできるだけ速く、1回くり返して読みましょう。 音読開始時刻 □分□秒

大鵬、史上初の六連勝

大相撲夏場所 全勝で飾る

大相撲夏場所千秋楽（二十六日・蔵前国技館）—結びの一番で、横綱大鵬は栃光を寄り切りにくだし、明治四十二年度優勝制度が制定されて以来、五十四年間だれもできなかった六場所連続優勝の偉業を、全勝で飾った。いままでの連勝記録は、太刀山（大正）双葉山（昭和＝現時津風理事長）の五連勝である。また大鵬の優勝はこれで十一回となり、栃錦（現春日野）若乃花（現二子山）の十回優勝を破る戦後最高記録で、双葉山の持つ十二回の優勝記録にあと一回と迫った。なお大鵬は去る春場所五日目以来二十六連勝をマークし、自己の持つ二十五連勝を更新した。

音読終了時刻 □分□秒　所要時間 □分□秒

第48日

● 次の空欄にあてはまる漢字を書きましょう。

正答率 　/20

① 大(たい)鵬(ほう)は、□(ほっ)□(かい)道(どう)生(う)まれの力(りき)士(し)。

② 大(たい)鵬(ほう)の□(ち)□(おや)はウクライナ出(しゅっ)身(しん)だった。

③ 大(たい)鵬(ほう)は、□(いろ)□(じろ)の美(び)男(なん)であった。

④ 大(たい)鵬(ほう)は、□(にゅう)□(まく)以(い)来(らい)、昇(しょう)進(しん)を重(かさ)ねた。

⑤ 大(たい)鵬(ほう)は、夏(なつ)□(ば)□(しょ)を全(ぜん)勝(しょう)で優(ゆう)勝(しょう)した。

⑥ 大(たい)鵬(ほう)は、□(と)□(こ)の持(も)つ25連(れん)勝(しょう)の記(き)録(ろく)を更(こう)新(しん)した。

⑦ オープンカーで大(たい)鵬(ほう)は祝(しゅく)賀(が)パレードに□(しゅっ)□(ぱつ)した。

⑧ 優(ゆう)勝(しょう)11回(かい)は、戦(せん)後(ご)の□(さい)□(こう)記(き)録(ろく)となった。

⑨ 「巨(きょ)人(じん)、大(たい)鵬(ほう)、□(たまご)□(や)き」の流(りゅう)行(こう)語(ご)が生(う)まれた。

⑩ 平(へい)成(せい)21年(ねん)に大(たい)鵬(ほう)は角(かく)界(かい)で初(はじ)めて文(ぶん)化(か)□(こう)□(ろう)者(しゃ)となった。

第47日 120ページ

① 挑戦　② 史上　③ 持前　④ 精力　⑤ 顔面
⑥ 困惑　⑦ 体勢　⑧ 立直　⑨ 会心　⑩ 転向

答えは124ページにあります。

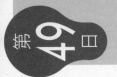

昭和38年（一九六三年）6月9日（日）毎日新聞 夕刊

新しい娯楽の王様

来るか ボウリングブーム

「十年前、駅のプラットホームで電車を待つ間のサラリーマンが、野球のスイングをしていた。五年ほど前からゴルフのスイングが目だつようになった。そしていま、彼らはボウリングのスイングをしている」——あるボウリング場係員の、多分にPR臭の濃い観察だ。それほどでもなかろうが、とにかくボウリングが流行しはじめた。東京都内十軒のボウリング場が、一年後には倍増しそうだという。なにごとにもアメリカのマネをしたがる日本人のことだから、いまにアメリカなみに、ボウリングは娯楽産業の"王様"になるかもしれない。（以下略）

第49日

次の空欄にあてはまる漢字を書きましょう。

正答率 /20

① ボウリングは10本(ぽん)のピンをボールで倒(たお)す□□(きょう／ぎ)。

② □□(ほそ／なが)いレーンにピンを目指(めざ)してボールを転(ころ)がす。

③ ボウリングは、倒(たお)れたピンの数(かず)で□□(とく／てん)が決(き)まる。

④ ボールをレーンの□□(りょう／がわ)に落(お)としてはいけない。

⑤ ボウリングは年齢(ねんれい)や□□(せい／べつ)に関係(かんけい)なくできる。

⑥ ビルの□□(おく／じょう)をボウリング場(じょう)に改装(かいそう)した。

⑦ 最新(さいしん)の□□(せつ／び)がそろったボウリング場(じょう)を開(ひら)く。

⑧ □□(せん／と)動(どう)で10本(ぽん)のピンが並(なら)べられた。

⑨ □□(かい／しゃ)のボウリングクラブに入(はい)った。

⑩ かつては、□□(えい／が)が娯楽(ごらく)の王様(おうさま)といわれた。

第48日 122ページ
① 北海　② 父親　③ 色白　④ 入幕　⑤ 場所
⑥ 自己　⑦ 出発　⑧ 最高　⑨ 卵焼　⑩ 功労

124　答えは126ページにあります。

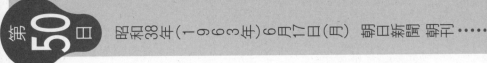
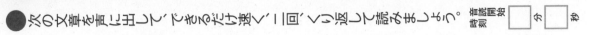

● 次の文章を声に出して、できるだけ速く、一回くり返して読みましょう。

女性史上初の宇宙飛行 ボストーク6号、5号追う

「気分はすばらしい」26歳のテレシコワさん

ソ連はブイコフスキー中佐が乗るボストーク5号の打ち上げについで、十六日世界ではじめての女性宇宙飛行士を乗せた人間衛星船ボストーク6号を打ち上げ、地球をめぐる軌道にのせた。

共同飛行で操縦テスト

タス通信が同日午後三時（日本時間午後八時）すぎ発表したところによると、この女性の名前はワレンチナ・ウラジーミロブナ・テレシコワ少佐（二六）。モスクワ時間十六日午後零時三十分（日本時間午後六時三十分）に打ち上げられた。ブイコフスキー中佐の乗るボストーク5号との共同飛行の条件下に、宇宙飛行が男女の人体にどのような影響を与えるかを調査するのがその目的だという。

第50日

●次の空欄にあてはまる漢字を書きましょう。

正答率 　/20

① ボストークは、ソ連（れん）の一人（ひとり）□り（の）の宇宙（うちゅう）□（せん）である。

② ボストークとは、ロシア語（ご）で「東」の□（い）□（み）。

③ バイコヌール□（き）□（ち）から、ボストークは打（う）ち上（あ）げられた。

④ ボストーク5号（ごう）は、6号（ごう）の□（ふ）□（つか）前（まえ）に打（う）ち上（あ）げられた。

⑤ ボストーク6号（ごう）は、□（ち）□（きゅう）を48周（しゅう）した。

⑥ テレシコワは、約（やく）70時間（じかん）の宇宙飛行（うちゅうひこう）を□（は）□（せん）した。

⑦ テレシコワの□（こと）□（ば）「私（わた）しはカモメ」は有名（ゆうめい）になった。

⑧ ボストークの打（う）ち上（あ）げは、6号（ごう）が□（さい）□（ご）となった。

⑨ テレシコワは、ボストーク3号（ごう）の飛行士（ひこうし）と□（けっ）□（こん）した。

⑩ 1965年（ねん）にテレシコワ□（ふ）□（さい）は日本（にほん）を訪（おとず）れた。

第49日　124ページ
⑥屋上　⑦設備　⑧全自　⑨会社　⑩映画
①競技　②細長　③得点　④両側　⑤性別

126　答えは130ページにあります。

第10週 前頭葉機能検査 ……………… □月□日

I カウンティングテスト

1から120までを声に出してできるだけ速く数えます。数え終わるまでにかかった時間を計りましょう。

□秒

II 単語記憶テスト

まず、次のことばを、2分間で、できるだけたくさん覚えます。

くいず	そこく	はかせ	がいど	ろんご	はかり
みなと	たいこ	さんそ	とんぼ	さとう	にきび
かかと	ほうふ	のぞみ	さかな	のっく	うもう
らっぱ	えがお	かたち	ねらい	からだ	はいく
こたえ	むくち	ひかり	きりん	かざり	ひがさ

覚えたことばを、裏のページの解答用紙にできるだけたくさん書きます。
2分間で、覚えたことばを、いくつ思い出すことができますか？

第10週

Ⅱ 覚えたことばを、2分間で ▢ に書きましょう。

単語記憶テスト解答欄

正答数

▢ 語

Ⅲ 別冊13ページの「ストループテスト」も忘れずに行いましょう。

第
10
週

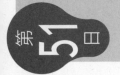

昭和39年（1964年）9月7日（月）毎日新聞

●次の文章を声に出してできるだけ速く一回くり返して読みましょう。

王 ホームラン 日本新
一気に52号、53号
一二九試合目 野村の52本を破る

日本プロ野球界の本塁打最多新記録がついにとび出した。六日、川崎球場で行われた対大洋24回戦（薄暮ゲーム）で巨人の王貞治選手（二四）は、一回表、鈴木投手から右翼ポールの最先端に当たる52号本塁打をたたき出した。六回表、峰投手の代わりバナをたたいて53号本塁打をたたき出した。これは小鶴選手（松竹）の51本（二十五年）を破るセ・リーグ新記録であり、野村克也選手（南海）が昨年つくった52本の日本プロ野球一シーズン最多本塁打の記録を破る日本記録である。

王の52、53号は一二九試合目、昨年の野村は一五〇試合目（対近鉄30回戦）に52号を出しており、王のペースは野村をはるかに上回っている。（以下略）

第51日

●次の空欄にあてはまる漢字を書きましょう。

正答率 　/20

① 王貞治（おうさだはる）は、巨人（きょじん）で□□（かつやく）したプロ野球選手（やきゅうせんしゅ）。

② □□（こうこう）時代（じだい）、王（おう）は投手（とうしゅ）だった。

③ 王（おう）は、□□（いっぽん）足打法（あしだほう）でホームランを打（う）った。

④ 王（おう）の新記録（しんきろく）に、スタンドの□□（こうふん）は最高潮（さいこうちょう）となった。

⑤ 記録（きろく）を達成（たっせい）して、□□（じゅうあつ）から解放（かいほう）された。

⑥ 王（おう）は、選球眼（せんきゅうがん）が□□（ひじょう）に良（よ）かった。

⑦ 試合後（しあいご）の□□（かいけん）で、王（おう）は記者（きしゃ）の質問（しつもん）に答（こた）えた。

⑧ 王（おう）は、少（すこ）しだけ□□（しんちゅう）を明（あ）かした。

⑨ ルースを□□（うわまわ）るペースで、王（おう）はホームランを量産（りょうさん）した。

⑩ 昭和（しょうわ）55年（ねん）に王（おう）は□□（げんえき）を引退（いんたい）した。

第50日 126ページ ①乗船 ②意味 ③基地 ④二日 ⑤地球 ⑥経験 ⑦言葉 ⑧最後 ⑨結婚 ⑩夫妻

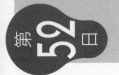

第52日 昭和39年（1964年）10月1日（木）朝日新聞夕刊

●次の文章を声に出して、できるだけ速く、一回くり返して読みましょう。

東海道新幹線スタート

マーチに送られ初列車

輸送力は38％ふえる

新しい日本の大動脈——東海道新幹線は一日、晴れて開業した。列車の構想が生まれてから二十六年、着工から五年半、国鉄が三千八百億円の工費と最新の技術を結集してつくり上げた、世界で最も速い列車〝夢の超特急〟の誕生である。東西の両ターミナル、東京駅と新大阪駅では、この日早朝、初列車の出発式が行われ、定刻六時、初列車下り「ひかり1号」上り「ひかり2号」は、ブラスバンドに送られて西と東へ同時に出発。東京・丸ノ内の国鉄本社では、午前十時十分から、天皇、皇后両陛下をお迎えして、新幹線の門出を祝う開業式が行われた。（以下略）

第52日

●次の空欄にあてはまる漢字を書きましょう。

正答率　/20

① 東海道新幹線は、東京と新□□を結ぶ鉄道。

② 東海道新幹線の距離の□□は500km以上ある。

③ 東海道本線の輸送力は□□だった。

④ 東海道新幹線は、昭和34年に□□した。

⑤ 出発式のホームは□□のテープやくす玉で飾られた。

⑥ 夢の超□□ひかり1号が東京駅から出発した。

⑦ 新幹線のもたらした□□は計り知れなかった。

⑧ 旅行の□□時間が短縮された。

⑨ 昭和50年、□□新幹線が開通した。

⑩ 東海道新幹線の□□手にあこがれる。

第51日 130ページ ① 活躍 ② 高校見 ③ 一本中 ④ 興奮 ⑤ 重圧現
⑥ 非常 ⑦ 会見 ⑧ 心中 ⑨ 上回 ⑩ 現役

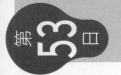

昭和39年（1964年）10月10日(土) 読売新聞夕刊

東京オリンピック開く

世界の心一つに

日本晴れ 94か国参加

第十八回オリンピック東京大会の幕は開かれた。史上最大の参加国は、一つであるべき世界の理想の姿を象徴して、行進した。安川・東京オリンピック組織委会長は、あいさつの途中で、近代オリンピックの父故ピエール・ド・クーベルタン男爵をしのび、そのメッセージの肉声の録音を選手、観衆とともに聞いた。「オリンピックの祭典を祝うことは、歴史に訴えることであり、また歴史こそ、最もよく平和を確保するに役立つものであろう。わたしは、青年と未来についての、わたしの不動の信念を披瀝したい」まさしく、オリンピックは若者の祭典である。行進は、その期待と信頼にこたえるように、力にあふれ、美しかった。

第53日

次の空欄にあてはまる漢字を書きましょう。

正答率 　　/20

① 第18回 [か][き] オリンピック大会が東京で開催された。

② 日本 [ぶ][どう] 館や代々木競技場が会場となった。

③ [こく][ひ] を使って、各種の競技施設が建設された。

④ 東京オリンピックの運営に [ばん][ぜん] を期する。

⑤ 東京オリンピックは、世界にテレビ放送で [ちゅう][けい] された。

⑥ 東京オリンピックの放送には、人工 [えい][せい] が使われた。

⑦ 20競技、163種目で [ねっ][せん] が繰り広げられた。

⑧ 日本は [きん] 16、[ぎん] 5、銅8のメダルを獲得した。

⑨ 東京オリンピックは、世界中に [かん][どう] を与えた。

⑩ 昭和41年に10月10日は [たい][いく] の日に制定された。

第52日　132ページ　①大阪　②全長　③限界　④着工　⑤紅白
⑥特急　⑦効果　⑧所要　⑨山陽　⑩運転

134　答えは136ページにあります。

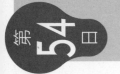

第54日 昭和40年（1965年）6月7日（月）読売新聞朝刊……… □月□日

●次の文章を声に出してできるだけ速く、一回くり返して読みましょう。 時刻開始 □分□秒

日本サッカー・リーグ開幕

日立 名古屋相銀を圧倒

古河 東洋工業も順当勝ち

アマチュア・スポーツ界でわが国はじめての全国的リーグ戦「日本サッカー・リーグ」が六日、東京など三都市でいっせいに開幕した。第一週は同日午後一時から東京・駒沢競技場で日立本社―名古屋相互銀行、古河電工―三菱重工、午後二時から愛知県刈谷市で豊田織機―東洋工業、大阪市うつぼサッカー場でヤンマー・ディーゼル―八幡製鉄の計四試合。東京・駒沢は快晴に恵まれて約五千の観衆が集まり、この新しい試みの出足は上々だった。

試合は古河が三菱に快勝したのをはじめ日立、東洋工業など実業団の上位チームが順当に勝ったが、八幡は地元のヤンマーに苦戦し一点差の辛勝だった。（以下略）

時刻音読終了 □分□秒 所要時間 □分□秒

第54日

●次の空欄にあてはまる漢字を書きましょう。

正答率 /20

① サッカーは、11人ずつの2チームが行う□□<ruby>（きゅう）（ぎ）</ruby>。

② 昭和40年に日本サッカーリーグは□□<ruby>（か）（まく）</ruby>した。

③ リーグは2回戦□□<ruby>（そう）（あ）</ruby>たりで行われる。

④ 古河電工は、□□<ruby>（こう）（はん）</ruby>19分に3点取った。

⑤ ゴールに□<ruby>（む）</ruby>かって、ボールを□<ruby>（け）</ruby>った。

⑥ 弾丸ライナーのシュートで、古河は□□<ruby>（い）（か）</ruby>点を取った。

⑦ 東洋工業は、□□<ruby>（せん）（せん）</ruby>の活躍で勝利した。

⑧ 日立の巧妙な動きに、名古屋相銀の選手は□□<ruby>（えん）（らん）</ruby>した。

⑨ 八幡製鉄は、□□<ruby>（い）（ぽう）</ruby>的にヤンマーディーゼルを攻めた。

⑩ リーグ戦の初日には、予想以上の□□<ruby>（かん）（きゃく）</ruby>が集まった。

第53日 134ページ
① 夏季 ② 武道 ③ 国費 ④ 万全 ⑤ 中継
⑥ 衛星 ⑦ 熱戦 ⑧ 金銀 ⑨ 感動 ⑩ 体育青継

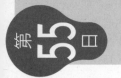

昭和40年(1965年)6月30日(水) 読売新聞夕刊

●次の文章を声に出して、できるだけ速く、一回くり返して読みましょう。

名神高速道路　あす全面開通

一宮・小牧間の修ばつ式

　日本道路公団が三十一年十月から、総工費約千二百億円で建設していた名神高速道路は、昨年九月六日、全線百八十九・七キロのうち、西宮―一宮間百八十一・四キロが開通したが、最後に残った一宮―小牧間八・三キロがこのほど完成。三十日午前十一時から小牧インターチェンジで、完成を祝う修ばつ式を行った。

　式には神戸、小牧、伊藤一宮両市長と佐藤同公団副総裁ら約百人が出席。神事のあと、神官を先頭に約十台のこの車をつらねて、同区間をおはらいしながらパレード。このあと小牧インターチェンジの中に、記念のシダレザクラの苗木七本を植えた。

　同高速道路は、一日午前零時から全面開通する。

第55日

●次の空欄にあてはまる漢字を書きましょう。

正答率　/20

① 名神高速道路は、4〜6□□ある。（しゃせん）

② 名神高速道路は、□□分離帯がある。（ちゅうおう）

③ 名神高速道路は、交通の大□□となった。（どうみゃく）

④ 日本道路□□が名神高速道路を建設した。（こうだん）

⑤ 名神高速道路の総□□は約1200億円だった。（こうひ）

⑥ 名神高速道路の□□台数は増加していった。（りよう）

⑦ 小牧と一宮の両□□が修ぼつ式に参加した。（しちょう）

⑧ 一宮・小牧の□□をパレードした。（くかん）

⑨ 記念のシダレザクラの苗木が□□された。（しょくじゅ）

⑩ 名神高速道路が、1日から□□開通した。（ぜんめん）

第54日 136ページ　① 球技　② 開幕　③ 総当　④ 後半　⑤ 向
⑥ 追加　⑦ 新人　⑧ 混乱　⑨ 一方　⑩ 観客

138　答えは142ページにあります。

第11週 前頭葉機能検査　　　　　　　　　□月□日

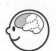

I カウンティングテスト

1から120までを声に出してできるだけ速く数えます。数え終わるまでにかかった時間を計りましょう。

　　　　　　　　　　　　　　　　　　　　　　　□秒

II 単語記憶テスト

まず、次のことばを、**2分間**で、できるだけたくさん覚えます。

こよみ	いちご	ねいろ	えくぼ	ひるま	なふだ
じだい	はだし	つらら	おなか	べすと	きむち
しぶき	わしつ	えいが	きいろ	あさひ	みりん
めいよ	おやつ	のれん	みほん	わかば	さんま
はくい	せいど	でんち	もけい	みこし	たいど

覚えたことばを、裏のページの解答用紙にできるだけたくさん書きます。**2分間**で、覚えたことばを、いくつ思い出すことができますか？

第11週

II 覚えたことばを、2分間で ☐ に書きましょう。

単語記憶テスト解答欄

正答数
☐ 語

III 別冊14ページの「ストループテスト」も忘れずに行いましょう。

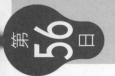

第56日 昭和40年（1965年）10月22日（金）読売新聞朝刊……… 月 日

●次の文章を声に出して、できるだけ速く、一回くり返して読みましょう。 音読開始時刻 分 秒

野村三冠王を達成

ロイ（西鉄）ら逆転は不可能

　パ・リーグは二十一日、南海、近鉄が全日程を終了した。南海・野村の今季最終打撃成績は、打率3割1分9厘6毛、本塁打42、打点110と決まった。パ・リーグでは西鉄―東映、東京―阪急の二試合が残っている。しかし、スペンサーが欠場しており、この四球団選手のうちで打率のいちばん高いロイでさえ、野村とは2分6厘2毛の差があり、たとえ延長になって10打数10安打しても遠く及ばない。本塁打数、打点部門でも追いこす選手がいないので、野村は昭和二十五年のプロ野球機構発足後、はじめて三冠王を達成した。捕手が首位打者になったのは、昭和十一年わが国プロ野球発足いらいはじめて。（以下略）

音読終了時刻 分 秒　所要時間 分 秒

第56日

●次の空欄にあてはまる漢字を書きましょう。

① 野村克也は、□京□都出身のプロ野球選手。

② 野村は、入団後3年目からレギュラーに□定□着した。

③ 野村は、プロ野球□機□構発足後、初めて三冠王となった。

④ 南海と近鉄がシーズンの全□日□程を終了した。

⑤ 他の選手は、野村を□邀□撃することができなかった。

⑥ 野村は、□満□面の笑みでファンにこたえた。

⑦ すべてが野村の□筒□書きどおりになった。

⑧ 野村は、球界□屈□指の強打者だった。

⑨ 野村は、昭和45年から選手と監督を□兼□任した。

⑩ 野村は、データを□重□視した。

第55日 138ページ ①利車線 ②中央 ③動脈 ④植公団 ⑤エ費
⑥利用 ⑦市長央 ⑧区間 ⑨植樹 ⑩全面

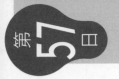

第57日 昭和40年（1965年）10月22日（金）毎日新聞朝刊……… 月 日

●次の文章を声に出してできるだけ速く、一回くり返して読みましょう。 時刻開始 分 秒

ノーベル物理学賞 朝永振一郎博士に
量子力学の研究で 米二教授とともに

スウェーデンの科学アカデミーは二十一日、日本の日本学術会議会長・東京教育大教授・朝永振一郎理学博士に、六五年度のノーベル物理学賞を授与すると発表した。日本人でノーベル賞を受賞したのは、中間子理論の湯川秀樹博士が、一九四九年度ノーベル物理学賞を受けたのが初めで、朝永振一郎博士は二人目。同物理学賞は、米国のジュリアン・シュウィンガー・ハーバード大教授リチャード・P・ファインマン・カリフォルニア工科大教授にも与えられた。

同発表によると、授賞理由は三教授の量子電磁力学の分野における基礎的研究の業績に対してで、賞金二十八万二千クローネ（約千九百六十万円）は三人で等分される。（以下略）

時刻終了 分 秒 所要時間 分 秒

第57日

正答率 /20

●次の空欄にあてはまる漢字を書きましょう。

① ノーベル賞は、ノーベル［さい］［だ］が主催している。

② 朝永振一郎博士は、昭和12年ドイツに［りゅう］［がく］した。

③ 朝永は、たびたびノーベル賞［こう］［は］に挙げられた。

④ 朝永の［は］［きゅう］が最も早い時期に発表された。

⑤ 朝永は、着実に［ぎょう］［せき］を積み上げていった。

⑥ 朝永は、第1回パグウォッシュ［かい］［ぎ］に参加した。

⑦ 朝永は、ノーベル賞受賞を［す］［なお］によろこんだ。

⑧ スウェーデン［こく］［おう］から賞金が渡された。

⑨ 朝永と湯川秀樹博士は、［しん］［ゆう］の間柄である。

⑩ 日本の理論物理の［か］［だい］は実験面にあるといわれた。

第56日 142ページ
① 京都　② 定着　③ 機構　④ 日程　⑤ 逆転
⑥ 満面　⑦ 筋書　⑧ 屈指　⑨ 兼任　⑩ 重視

144　答えは146ページにあります。

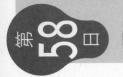

第58日　昭和40年（1965年）12月15日（水）読売新聞夕刊　　月　日

●次の文章を声に出して、できるだけ速く、一回くり返して読みましょう。　音読開始時刻　分　秒

日本、常任理事国に
OECD満場一致で選出

　十四日開かれたOECD（経済協力開発機構）理事会は、来年の閣僚理事会と執行委員会の正副議長国を選んだ。また、これと同時に執行委員会構成国を、これまでの十か国から決議修正により十一か国に増加し、常任理事国として日本を選出した。規定では、執行委員会は一応毎年選び直す建て前ではある。しかし、このうち米、英、仏、ドイツ、イタリア、カナダの六か国は毎年かならず構成国に選ばれる、いわゆる常任理事国となっていたのに、今度日本が加わって七か国となったものである。来年の非常任理事国はベルギー（ベネルックス三国代表）デンマーク（北欧代表）（いずれも留任）ポルトガル（開発途上国代表）エール（中立グループ代表）（いずれも新任）と決まった。（以下略）

音読終了時刻　分　秒　所要時間　分　秒

第58日

●次の空欄にあてはまる漢字を書きましょう。

① OECDとは□□（けいざい）協力開発機構のことである。

② □□（ちねん）の執行委員会の議長国が選ばれた。

③ 日本がOECDの□□（とうにん）理事国に選出された。

④ 日本の選出は、□□（まんとう）一致だった。

⑤ OECDの決議が□□（しゅせい）された。

⑥ 執行委員会は、全議題の□□（よび）審議を行う。

⑦ 執行委員会への参加は、日本の□□（ねんがん）だった。

⑧ 日本のOECD内での□□（ちい）が向上した。

⑨ OECDの□□（せいさく）を推進する。

⑩ 執行委員会は、OECDの□□（ちゅうかく）とみなされている。

第57日 144ページ　①財団　②留学　③候補　④研究　⑤業績　⑥会議　⑦素直　⑧国王　⑨親友　⑩課題

第59日 昭和41年（1966年）7月1日（金）読売新聞 朝刊 ……… □月□日

● 次の文章を声に出してできるだけ速く一回くり返して読みましょう。　時刻 音読開始 □分□秒

一万人"静かな熱狂"
ザ・ビートルズ初公演

「ポール」「リンゴ」――。会場内は、ビートルズ旋風が吹き荒れた。ドラム、エレキ、そしてコーラスが四分の四拍子をうたいあげる……。世界のティーンエージャーの人気者「ザ・ビートルズ」の日本初公演は、三十日午後六時半から東京・千代田区の日本武道館で行われた。

会場内はカラー・テレビのライトに浮き上がり、客席には一万人のティーンエージャーでいっぱい。男女の比率は男子が四〇％、女子六〇％ぐらい。そのなかで目立ったのは大仏次郎さん、三島由紀夫さん夫妻、それに蘆原英了さん、中村八大さん、イギリス代理大使、それに総理府で青少年問題を担当する安井総務長官ら。

（以下略）

時刻 音読終了 □分□秒　所要時間 □分□秒

第59日

●次の空欄にあてはまる漢字を書きましょう。

正答率 /20

① ビートルズの初□□が日本武道館で行われた。

② ビートルズは□□出身の4人組の音楽グループ。

③ 武道館の□□は、ファンで埋め尽くされた。

④ イギリス大使の□□や官庁の役人も武道館にいた。

⑤ E・H・エリックが□□を務めた。

⑥ 曲の途中で、泣き出してしまった□□。

⑦ 舞台を見つめたまま□□きが取れなくなってしまった。

⑧ ビートルズを目の前にすると□□に声が出てしまった。

⑨ □□を訴えたファンが、手当を受けた。

⑩ □□された事故は起きなかった。

第58日 146ページ ①経済 ②来年 ③常任 ④満場 ⑤修正
⑥予備 ⑦念願 ⑧地位 ⑨政策 ⑩中核

第60日

昭和41年（1966年）7月3日（日）　朝日新聞　朝刊‥‥‥‥　□月　□日

● 次の文章を声に出して、できるだけ速く、一回くり返して読みましょう。　時刻開始　□分　□秒

人口ついに一億越す

―住民登録集計を法務省発表―

―一世帯、平均四人以下に

　わが国の総人口は、ついに一億を突破した。また、一世帯の人数が、初めて四人を割った――法務省が、二日発表した四十一年三月末日現在の、住民登録人口と世帯数の集計結果である。この二つの"台がわり"の記録について法務省民事局ではわが国の人口動態の歴史で画期的だとしている。

　この統計は、二十七年七月一日に住民登録制度が実施されてから、毎年三月末日現在の住民登録を基礎におこなわれている。四十一年の集計結果は、全国総人口が一億五十五万四千八百九十四人であり、戦後初めて一億の大台を突破した。（以下略）

時刻終了　□分　□秒　　所要時間　□分　□秒

第60日

●次の空欄にあてはまる漢字を書きましょう。

正答率 /20

① □ほう □む 省が住民登録集計を発表した。

② 日本の総人口は □いち □おく 人を突破した。

③ □か □こ の人口の増加率を調べてみた。

④ 昭和30年から35年の増加率は1%台で □あん □てい していた。

⑤ いったんは落ち込んだものの再び1%台に □かい □ふく した。

⑥ 日本の総 □せ □たい 数は、増加していた。

⑦ □ふう □ふ に子ども二人の家族構成。

⑧ 東京圏、大阪圏、中京圏の3 □ち □いき に人口が集中した。

⑨ 大都市 □しゅう □へん 部の人口が増加していた。

⑩ 数値は、3%ほどの □ご □さ が見込まれた。

第59日 148ページ
⑥ 少女　⑦ 身動　⑧ 自然　⑨ 頭痛　⑩ 心配
① 公演　② 英国　③ 客席　④ 代理　⑤ 司会

150　答えは152ページにあります。

脳を鍛える大人の国語ドリル　昭和の新聞記事音読・漢字書き取り60日

2017年12月18日　第1版1刷発行
2018年 5 月16日　第1版3刷発行

著者　　　　川島隆太
発行人　　　志村直人
発行所　　　株式会社 くもん出版
　　　　　　〒108-8617 東京都港区高輪4-10-18
　　　　　　京急第1ビル 13F
　　　　　　電話　代表　　　　03(6836)0301
　　　　　　　　　編集部直通　03(6836)0317
　　　　　　　　　営業部直通　03(6836)0305
印刷・製本　凸版印刷株式会社

カバー・本文デザイン　スーパーシステム
カバーイラスト　　　伊藤彰剛
本文イラスト　　　　すがのやすのり

© 2017 Ryuta Kawashima／KUMON PUBLISHING Co., Ltd. Printed in Japan
ISBN 978-4-7743-2713-6

落丁・乱丁はおとりかえいたします。
本書を無断で複写・複製・転載・翻訳することは、法律で認められた場合を除き禁じられています。
購入者以外の第三者による本書のいかなる電子複製も一切認められていませんのでご注意ください。

くもん出版ホームページアドレス
http://kumonshuppan.com/　　　　　　　　　　CD 34219

わたしの脳

「国語60日」記録用紙

● 音読所要時間

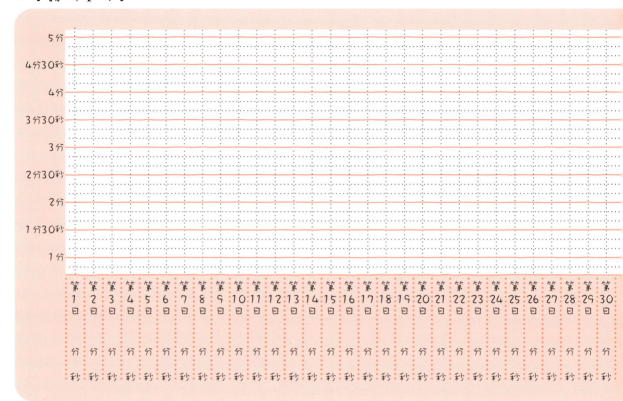

● 前頭葉機能検査

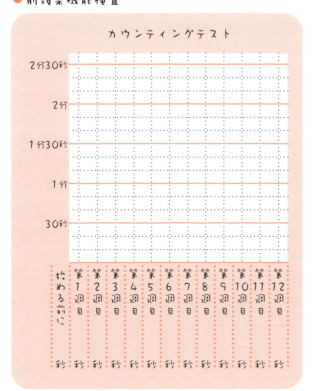

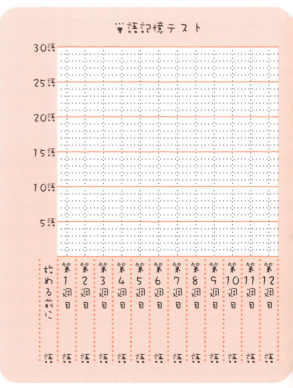

第12週 前頭葉機能検査 ……………………… □月□日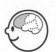

I カウンティングテスト

1から120までを声に出してできるだけ速く数えます。数え終わるまでにかかった時間を計りましょう。

□秒

II 単語記憶テスト

まず、次のことばを、**2分間**で、できるだけたくさん覚えます。

むかし	きまり	つきみ	ごぜん	くさり	まぐろ
すばこ	ずこう	えのぐ	ひばな	らじお	ぽっと
まいく	さくら	やなぎ	やかん	とかげ	はがき
すがた	つつじ	うどん	あたま	くらげ	のうか
いなご	ようき	ぴあの	ふぁん	きねん	まぐま

覚えたことばを、裏のページの解答用紙にできるだけたくさん書きます。
2分間で、覚えたことばを、いくつ思い出すことができますか？

第12週

Ⅱ 覚えたことばを、2分間で □□□ に書きましょう。

単語記憶テスト解答欄

正答数

□ 語

Ⅲ 別冊15ページの「ストループテスト」も忘れずに行いましょう。

第60日 150ページ ① 法 務　② 一 億　③ 過 去　④ 安 定　⑤ 回 復
　　　　　　　　 ⑥ 世 帯　⑦ 夫 婦　⑧ 地 域　⑨ 周 辺　⑩ 誤 差

152

← ていねいに引っ張ってください。取り外せます。

トレーニングを始める前の前頭葉機能チェック ☐月 ☐日

　トレーニングを始める前に、現状の脳機能を、次の3つのテストで計測しておきましょう。

Ⅰ カウンティングテスト

　1から120までを声を出してできるだけ速く数えます。数え終わるまでにかかった時間を計りましょう。

秒

Ⅱ 単語記憶テスト

　まず、次のことばを、**2分間**で、できるだけたくさん覚えます。

あんこ	すぶた	しあい	きそく	おおや	ようす
だいず	ぺんち	ひのき	らいす	さんば	いろは
けむり	すもも	ひがし	じどう	にぼし	とりい
おめん	ぎもん	うなじ	むかで	めいろ	わかめ
ふくし	ちいき	いちば	おぼん	かがみ	げんそ

　覚えたことばを、裏(うら)のページの解答用紙にできるだけたくさん書きます。**2分間**で、覚えたことばを、いくつ思い出すことができますか？

別冊1

第0週（始める前に）

Ⅱ 覚えたことばを、2分間で□□□に書きましょう。

単語記憶テスト解答欄

正答数 □ 語

Ⅲ ストループテスト（文字の色を答える検査です）

第０週（始める前に）

検査は１回ですが、その前に【練習】を行いましょう。

下の【練習】の**文字の色**を声に出して、**できる限り速く**言っていきます。文字を読むのではないので、注意しましょう。まちがえたところは、**正しく言い直します**。

（例：あかの場合は「**あお**」、あかの場合は「**くろ**」、あかの場合は「**あか**」と言う。）

【練習】

くろ	あか	きいろ	くろ	あお

「あお、きいろ、あか、くろ、きいろ」と正しく言えましたか。

次に**本番**です。開始時刻を入れて、練習の時のように**文字の色**を読んでいきましょう。全部終わったら、終了時刻を入れ、かかった時間を出しましょう。

開始時刻 □ 分 □ 秒

あか	くろ	あお	あお	くろ
くろ	あか	きいろ	きいろ	あか
あお	あお	きいろ	あか	あお
あお	あお	きいろ	あか	あか
あお	くろ	あお	きいろ	あか
きいろ	くろ	あお	きいろ	くろ
くろ	あか	あお	くろ	くろ
きいろ	あお	くろ	きいろ	あか
あお	あか	あか	あお	きいろ
あか	きいろ	きいろ	きいろ	きいろ

終了時刻 □ 分 □ 秒　所要時間 □ 分 □ 秒

別冊3

Ⅲ ストループテスト　第１週目

　検査は１回ですが、その前に【練習】を行いましょう。

　下の【練習】の**文字の色**を声に出して、**できる限り速く**言っていきます。文字を読むのではないので、注意しましょう。まちがえたところは、**正しく言い直します**。

（例：あかの場合は「**あお**」、あかの場合は「**くろ**」、あかの場合は「**あか**」と言う。）

【練習】

くろ	あか	きいろ	くろ	あお

　「あお、きいろ、あか、くろ、きいろ」と正しく言えましたか。

　次に**本番**です。開始時刻を入れて、練習の時のように**文字の色**を読んでいきましょう。全部終わったら、終了時刻を入れ、かかった時間を出しましょう。

開始時刻 ☐ 分 ☐ 秒

あか	あお	きいろ	あお	きいろ
あお	あか	あお	くろ	きいろ
くろ	あお	あお	きいろ	あお
くろ	きいろ	あか	あか	あか
あお	あお	あか	きいろ	きいろ
あか	あお	あか	くろ	くろ
くろ	くろ	きいろ	あお	あか
あお	あか	あか	きいろ	くろ
くろ	くろ	あお	きいろ	きいろ
あか	くろ	くろ	きいろ	きいろ

終了時刻 ☐ 分 ☐ 秒　所要時間 ☐ 分 ☐ 秒

別冊 4

Ⅲ ストループテスト　第２週目

　検査は１回ですが、その前に【練習】を行いましょう。

　下の【練習】の文字の色を声に出して、できる限り速く言っていきます。文字を読むのではないので、注意しましょう。まちがえたところは、正しく言い直します。

（例：あかの場合は「あお」、あかの場合は「くろ」、あかの場合は「あか」と言う。）

【練習】

くろ　　あか　　きいろ　くろ　　あお

　「あお、きいろ、あか、くろ、きいろ」と正しく言えましたか。

　次に本番です。開始時刻を入れて、練習の時のように文字の色を読んでいきましょう。全部終わったら、終了時刻を入れ、かかった時間を出しましょう。

開始時刻 ☐ 分 ☐ 秒

くろ	きいろ	くろ	くろ	あか
あお	あお	きいろ	くろ	あお
くろ	あお	あか	あお	きいろ
きいろ	くろ	あお	あか	きいろ
あお	あか	あか	くろ	あか
くろ	きいろ	あお	きいろ	くろ
あか	あか	くろ	あか	きいろ
きいろ	あお	あか	きいろ	あか
あか	あお	くろ	あお	くろ
あお	あか	くろ	あお	きいろ

終了時刻 ☐ 分 ☐ 秒　所要時間 ☐ 分 ☐ 秒

別冊 5

Ⅲ ストループテスト　第3週目

　検査は1回ですが、その前に【練習】を行いましょう。

　下の【練習】の文字の色を声に出して、**できる限り速く**言っていきます。文字を読むのではないので、注意しましょう。まちがえたところは、**正しく言い直します**。

（例：あかの場合は「**あお**」、あかの場合は「**くろ**」、あかの場合は「**あか**」と言う。）

【練習】

くろ　　あか　　きいろ　くろ　　あお

　「あお、きいろ、あか、くろ、きいろ」と正しく言えましたか。

　次に**本番**です。開始時刻を入れて、練習の時のように**文字の色を読んで**いきましょう。全部終わったら、終了時刻を入れ、かかった時間を出しましょう。

開始時刻 ☐ 分 ☐ 秒

くろ	くろ	あか	あか	くろ
あお	あか	くろ	あか	あか
あか	あか	あか	きいろ	くろ
あお	あか	あか	きいろ	くろ
くろ	あお	あか	くろ	あか
きいろ	あお	きいろ	きいろ	きいろ
きいろ	あか	きいろ	くろ	あお
あお	あお	あか	くろ	くろ
あか	くろ	あお	きいろ	きいろ
きいろ	あお	きいろ	あお	くろ

終了時刻 ☐ 分 ☐ 秒　所要時間 ☐ 分 ☐ 秒

別冊6

Ⅲ ストループテスト　第4週目

　検査は1回ですが、その前に【練習】を行いましょう。

　下の【練習】の文字の色を声に出して、**できる限り速く**言っていきます。文字を読むのではないので、注意しましょう。まちがえたところは、**正しく言い直します**。

（例：あかの場合は「**あお**」、あかの場合は「**くろ**」、あかの場合は「**あか**」と言う。）

【練習】

くろ　　あか　　きいろ　くろ　　あお

　「あお、きいろ、あか、くろ、きいろ」と正しく言えましたか。

　次に**本番**です。開始時刻を入れて、練習の時のように**文字の色**を読んでいきましょう。全部終わったら、終了時刻を入れ、かかった時間を出しましょう。

開始時刻 ☐ 分 ☐ 秒

あか　　あお　　きいろ　きいろ　くろ

あか　　きいろ　あお　　あお　　きいろ

くろ　　きいろ　くろ　　あか　　あお

あか　　あか　　あお　　きいろ　くろ

きいろ　きいろ　きいろ　あお　　あか

あか　　くろ　　くろ　　きいろ　あお

あお　　くろ　　あお　　あか　　くろ

あか　　くろ　　あか　　あか　　きいろ

くろ　　きいろ　くろ　　あお　　くろ

くろ　　あか　　くろ　　あお　　きいろ

終了時刻 ☐ 分 ☐ 秒　所要時間 ☐ 分 ☐ 秒

別冊 7

Ⅲ ストループテスト　第５週目

　検査は１回ですが、その前に【練習】を行いましょう。

　下の【練習】の文字の色を声に出して、できる限(かぎ)り速く言っていきます。文字を読むのではないので、注意しましょう。まちがえたところは、正しく言い直します。

（例：あかの場合は「あお」、あかの場合は「くろ」、あかの場合は「あか」と言う。）

【練習】

くろ　　あか　　きいろ　くろ　　あお

　「あお、きいろ、あか、くろ、きいろ」と正しく言えましたか。

　次に本番です。開始時刻を入れて、練習の時のように文字の色を読んでいきましょう。全部終わったら、終了時刻を入れ、かかった時間を出しましょう。

開始時刻 ☐ 分 ☐ 秒

あか	あお	きいろ	あお	くろ
あか	あお	きいろ	あお	あか
あか	きいろ	くろ	あお	きいろ
きいろ	あお	あか	くろ	あお
くろ	きいろ	くろ	あお	くろ
あか	あか	くろ	あか	あか
あか	あか	くろ	あか	くろ
きいろ	あお	きいろ	くろ	くろ
くろ	きいろ	あか	あお	くろ
くろ	あお	あお	きいろ	きいろ

終了時刻 ☐ 分 ☐ 秒　所要時間 ☐ 分 ☐ 秒

別冊 8

Ⅲ ストループテスト　第6週目

　検査は1回ですが、その前に【練習】を行いましょう。

　下の【練習】の**文字の色**を声に出して、**できる限り速く**言っていきます。文字を読むのではないので、注意しましょう。まちがえたところは、**正しく言い直します**。

（例：あかの場合は「**あお**」、あかの場合は「**くろ**」、あかの場合は「**あか**」と言う。）

【練習】

くろ	あか	きいろ	くろ	あお

　「あお、きいろ、あか、くろ、きいろ」と正しく言えましたか。

　次に**本番**です。開始時刻を入れて、練習の時のように**文字の色**を読んでいきましょう。全部終わったら、終了時刻を入れ、かかった時間を出しましょう。

開始時刻 ☐ 分 ☐ 秒

きいろ	きいろ	くろ	あか	くろ
くろ	あお	きいろ	あか	くろ
あか	あか	きいろ	くろ	あお
きいろ	あお	くろ	きいろ	あか
きいろ	あお	あか	あお	あお
くろ	あか	あか	きいろ	あお
きいろ	きいろ	あお	くろ	きいろ
あか	くろ	くろ	あお	あか
あお	あお	あか	きいろ	くろ
きいろ	あか	きいろ	あお	きいろ

終了時刻 ☐ 分 ☐ 秒　　所要時間 ☐ 分 ☐ 秒

別冊 9

Ⅲ ストループテスト　第7週目

検査は1回ですが、その前に【練習】を行いましょう。

下の【練習】の文字の色を声に出して、できる限り速く言っていきます。文字を読むのではないので、注意しましょう。まちがえたところは、正しく言い直します。

（例：あかの場合は「あお」、あかの場合は「くろ」、あかの場合は「あか」と言う。）

【練習】

くろ　　あか　　きいろ　くろ　　あお

「あお、きいろ、あか、くろ、きいろ」と正しく言えましたか。

次に本番です。開始時刻を入れて、練習の時のように文字の色を読んでいきましょう。全部終わったら、終了時刻を入れ、かかった時間を出しましょう。

開始時刻 □ 分 □ 秒

くろ	きいろ	あか	きいろ	くろ
あか	あお	あお	きいろ	くろ
きいろ	あお	あか	きいろ	くろ
きいろ	きいろ	あか	あお	あか
あお	あお	くろ	きいろ	あお
あか	あお	あか	くろ	きいろ
くろ	あお	あお	くろ	くろ
あか	きいろ	あか	あか	くろ
きいろ	あか	あお	あお	くろ
あお	きいろ	くろ	きいろ	あお

終了時刻 □ 分 □ 秒　所要時間 □ 分 □ 秒

Ⅲ ストループテスト　第8週目

　検査は1回ですが、その前に【練習】を行いましょう。

　下の【練習】の文字の色を声に出して、**できる限り速く**言っていきます。文字を読むのではないので、注意しましょう。まちがえたところは、**正しく言い直します**。

（例：あかの場合は「**あお**」、あかの場合は「**くろ**」、あかの場合は「**あか**」と言う。）

【練習】

くろ　　あか　　きいろ　くろ　　あお

　「あお、きいろ、あか、くろ、きいろ」と正しく言えましたか。

　次に**本番**です。開始時刻を入れて、練習の時のように**文字の色**を読んでいきましょう。全部終わったら、終了時刻を入れ、かかった時間を出しましょう。

開始時刻 ☐ 分 ☐ 秒

くろ　　くろ　　きいろ　くろ　　きいろ

あお　　あか　　あお　　くろ　　きいろ

あか　　きいろ　あお　　あか　　きいろ

あか　　あお　　あか　　きいろ　くろ

きいろ　くろ　　きいろ　くろ　　あお

くろ　　あか　　くろ　　くろ　　あお

きいろ　あお　　くろ　　あか　　あか

あお　　あか　　あか　　あお　　あお

あか　　くろ　　きいろ　あお　　きいろ

あか　　きいろ　きいろ　あお　　くろ

終了時刻 ☐ 分 ☐ 秒　所要時間 ☐ 分 ☐ 秒

別冊 11

Ⅲ ストループテスト　第9週目

　検査は1回ですが、その前に【練習】を行いましょう。

　下の【練習】の文字の色を声に出して、**できる限り速く**言っていきます。文字を読むのではないので、注意しましょう。まちがえたところは、**正しく言い直します。**

（例：あかの場合は「**あお**」、あかの場合は「**くろ**」、あかの場合は「**あか**」と言う。）

【練習】

くろ　　あか　　きいろ　くろ　　あお

　「あお、きいろ、あか、くろ、きいろ」と正しく言えましたか。

　次に**本番**です。開始時刻を入れて、練習の時のように**文字の色**を読んでいきましょう。全部終わったら、終了時刻を入れ、かかった時間を出しましょう。

開始時刻　□分　□秒

くろ	あか	くろ	あか	きいろ
あか	くろ	あか	あか	あお
くろ	あお	くろ	くろ	きいろ
あお	くろ	あか	あお	あお
あか	あか	きいろ	あお	くろ
あか	くろ	あお	きいろ	きいろ
あお	きいろ	あか	あお	くろ
きいろ	くろ	くろ	くろ	あお
くろ	あお	あか	きいろ	くろ
あか	あか	あお	きいろ	きいろ

終了時刻　□分　□秒　　所要時間　□分　□秒

Ⅲ ストループテスト　第10週目

検査は1回ですが、その前に【練習】を行いましょう。

下の【練習】の文字の色を声に出して、**できる限り速く**言っていきます。文字を読むのではないので、注意しましょう。まちがえたところは、**正しく言い直します。**

（例：あかの場合は「**あお**」、あかの場合は「**くろ**」、あかの場合は「**あか**」と言う。）

【練習】

くろ	あか	きいろ	くろ	あお

「あお、きいろ、あか、くろ、きいろ」と正しく言えましたか。

次に**本番**です。開始時刻を入れて、練習の時のように**文字の色**を読んでいきましょう。全部終わったら、終了時刻を入れ、かかった時間を出しましょう。

開始時刻 ☐ 分 ☐ 秒

あか	あお	きいろ	きいろ	きいろ
あか	あか	あお	くろ	きいろ
あお	きいろ	あか	きいろ	あか
きいろ	あお	あお	あか	あお
あお	あお	くろ	きいろ	くろ
あか	あか	あか	あか	きいろ
きいろ	あお	あか	きいろ	くろ
くろ	あか	くろ	きいろ	くろ
あか	あか	きいろ	くろ	きいろ
きいろ	くろ	あお	あお	くろ

終了時刻 ☐ 分 ☐ 秒　所要時間 ☐ 分 ☐ 秒

別冊 13

Ⅲ ストループテスト　第11週目

　検査は１回ですが、その前に【練習】を行いましょう。

　下の【練習】の文字の色を声に出して、できる限り速く言っていきます。文字を読むのではないので、注意しましょう。まちがえたところは、正しく言い直します。

（例：あかの場合は「あお」、あかの場合は「くろ」、あかの場合は「あか」と言う。）

【練習】

くろ	あか	きいろ	くろ	あお

　「あお、きいろ、あか、くろ、きいろ」と正しく言えましたか。

　次に本番です。開始時刻を入れて、練習の時のように文字の色を読んでいきましょう。全部終わったら、終了時刻を入れ、かかった時間を出しましょう。

開始時刻 ☐ 分 ☐ 秒

あお	くろ	あお	あか	あか
あか	きいろ	くろ	くろ	あか
あお	くろ	あお	あか	あか
くろ	きいろ	あか	きいろ	あか
あか	きいろ	くろ	あお	くろ
きいろ	あか	きいろ	きいろ	あか
くろ	きいろ	きいろ	あお	きいろ
あお	あお	あお	きいろ	あお
きいろ	あか	あお	くろ	きいろ
あか	くろ	きいろ	くろ	くろ

終了時刻 ☐ 分 ☐ 秒　所要時間 ☐ 分 ☐ 秒

別冊 14

Ⅲ ストループテスト　第12週目

　検査は１回ですが、その前に【練習】を行いましょう。

　下の【練習】の**文字の色**を声に出して、**できる限り速く**言っていきます。文字を読むのではないので、注意しましょう。まちがえたところは、**正しく言い直します**。

（例：あかの場合は「**あお**」、あかの場合は「**くろ**」、あかの場合は「**あか**」と言う。）

【練習】

くろ	あか	きいろ	くろ	あお

　「あお、きいろ、あか、くろ、きいろ」と正しく言えましたか。

　次に**本番**です。開始時刻を入れて、練習の時のように**文字の色**を読んでいきましょう。全部終わったら、終了時刻を入れ、かかった時間を出しましょう。

開始時刻 ☐ 分 ☐ 秒

あお	くろ	くろ	くろ	あお
きいろ	あお	あか	あか	あか
あか	くろ	くろ	あか	きいろ
あか	あお	きいろ	あか	あお
あか	きいろ	あお	あお	あお
きいろ	くろ	きいろ	くろ	くろ
あお	くろ	あお	くろ	あか
きいろ	あか	きいろ	きいろ	あお
あか	くろ	あか	あか	きいろ
きいろ	あお	くろ	あか	きいろ

終了時刻 ☐ 分 ☐ 秒　所要時間 ☐ 分 ☐ 秒

別冊 15

脳を活性化する学習療法
―――認知症の維持・改善、そして予防のために

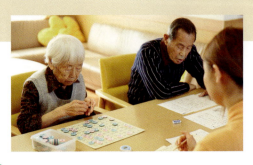

「脳を鍛える大人のドリル」シリーズは、私たちが行ってきた脳機能イメージングの研究の成果を元に、健常者の方々に、脳機能の低下予防のための生活習慣として継続してもらおうと作ったものです。本書で行った学習を継続し、健康な脳の維持につとめましょう。脳機能イメージング研究からは認知症の改善・進行抑制と予防に有効な「学習療法」が生まれました。その歩みを簡単にご紹介します。

1 学習療法とは

学習療法は、「音読と計算を中心とする教材を用いた学習を、学習者と支援者がコミュニケーションをとりながら行うことにより、学習者の認知機能やコミュニケーション機能、身辺自立機能などの前頭前野機能の（維持・）改善をはかるものである」と定義しています。1日15分程度の、「音読を中心とした言葉の学習」と「簡単な計算を中心とした数の学習」を毎日行うことにより、認知症をはじめさまざまな高次脳機能障害を持つ人たちの脳の働きを改善させようとする試みで、独立行政法人科学技術振興機構の社会技術研究推進事業の一環として研究・開発されました。

2 これまでの成果

私たちは、学習療法を用いた認知症高齢者介護研究を、平成13年秋より福岡県大川市の社会福祉法人道海永寿会の施設で、平成15年春からは宮城県仙台市の医療法人松田会の施設で行いました。学習療法により、多くの認知症高齢者の人たちの、脳機能改善に成功してきました。食事・着替え・トイレなどの身辺自立が可能となる、笑顔が増えて家族や介護スタッフとたくさんコミュニケーションが可能となるなど、さまざまな変化が生じました。現在、全国の多くの高齢者介護施設で導入されるとともに、自治体等で認知症予防のための教室も開かれています。また、2011年からアメリカで実証研究も行われ、著しい効果が確認されました。今アメリカの各地にも広がりはじめています。

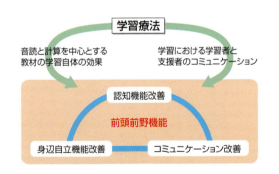

3 学習療法についてのお問い合わせ

学習療法についてのお問い合わせは
　公文教育研究会　学習療法センター
　　03-6836-0050
　(受付時間月〜金9：30〜17：30　祝日除く)
　学習療法センター　サイトアドレス
　　http://www.kumon-lt.co.jp/

このドリルについてのお問い合わせは
　くもん出版お客さま係　フリーコール 0120-373-415
　(受付時間月〜金9：30〜17：30　祝日除く)

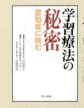

『学習療法の秘密―認知症に挑む―』
「読み書き」「計算」の学習により、脳機能の維持・改善を図る学習療法。全国各地に広まる学習療法の科学的実証と、ノウハウの全容を明かす1冊。
A5判／川島隆太監修／公文教育研究会 学習療法センター・山崎律美共著／定価：本体1000円＋税

A：軽めの認知症の方に
B：中程度の認知症の方に
C：やや重めの認知症の方に

計算
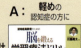

読み書き

『脳を鍛える学習療法ドリル』シリーズ
認知症の方のための、「学習療法」が体験できるドリル。学習される方がスラスラできるようなレベルのドリルをお選びください。学習効果を高めるため、「読み書き」「計算」の両方のドリルをお使いになることをおすすめします。
A4判／川島隆太監修／公文教育研究会 学習療法センター編／定価：本体各1000円＋税